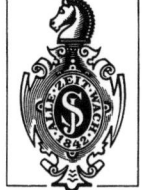

Ch. Behrendt   U. Stockmann

Atlas der cruralen Gefäßchirurgie

Mit einem Geleitwort von H. Heidrich

Mit 79 Abbildungen

Springer-Verlag
Berlin Heidelberg New York Tokyo 1985

Dr. CHRISTINA BEHRENDT
Radiologische Abteilung
Franziskus-Krankenhaus
Burggrafenstraße 1
D-1000 Berlin 30

Privatdozent Dr. ULF STOCKMANN
Chirurgische Abteilung
Franziskus-Krankenhaus
Burggrafenstraße 1
D-1000 Berlin 30

Unter Mitwirkung von Dr. JÜRGEN MARSCH

Photographien von LUTZ ÖEHRING

ISBN-13:978-3-540-13820-4   e-ISBN-13:978-3-642-70051-4
DOI:10.1007/ 978-3-642-70051-4

CIP-Kurztitelaufnahme der Deutschen Bibliothek
Behrendt, Christina:
Atlas der cruralen Gefäßchirurgie / Ch. Behrendt ;
U. Stockmann. Mit e. Geleitw. von H. Heidrich.
[Photogr. von Lutz Öehring]. – Berlin ; Heidelberg ;
New York ; Tokyo : Springer, 1985.
  ISBN-13: 978-3-540-13820-4

NE: Stockmann, Ulf:

Das Werk ist urheberrechtlich geschützt. Die dadurch begründeten Rechte, insbesondere die der Übersetzung, des Nachdruckes, der Entnahme von Abbildungen, der Funksendung, der Wiedergabe auf photomechanischem oder ähnlichem Wege und der Speicherung in Datenverarbeitungsanlagen bleiben, auch bei nur auszugsweiser Verwertung, vorbehalten.
Die Vergütungsansprüche des § 54, Abs. 2 UrhG werden durch die „Verwertungsgesellschaft Wort", München, wahrgenommen.
© by Springer-Verlag Berlin Heidelberg 1985

Die Wiedergabe von Gebrauchsnamen, Handelsnamen, Warenbezeichnungen usw. in diesem Werk berechtigt auch ohne besondere Kennzeichnung nicht zu der Annahme, daß solche Namen im Sinne der Warenzeichen- und Markenschutz-Gesetzgebung als frei zu betrachten wären und daher von jedermann benutzt werden dürften.
Produkthaftung: Für Angaben über Dosierungsanweisungen und Applikationsformen kann vom Verlag keine Gewähr übernommen werden. Derartige Angaben müssen vom jeweiligen Anwender im Einzelfall anhand anderer Literaturstellen auf ihre Richtigkeit überprüft werden.

Geleitwort

In dem Bemühen, die Amputationshäufigkeit bei peripherarteriellen Durchblutungsstörungen zu vermindern und damit die Lebensqualität zahlreicher betroffener Patienten zu verbessern, wurde in den letzten Jahren die femoro-crurale Operationstechnik forciert weiterentwickelt und hat erste ermutigende Langzeiterfolge gezeigt.

Es ist das unzweifelhafte Verdienst U. Stockmanns, hier engagiert Möglichkeiten und Grenzen abgesteckt und das Spektrum technischer Varianten der cruralen Gefäßchirurgie erweitert zu haben. Eine der Voraussetzungen dafür war eine leistungsfähige Angiographie (Chr. Behrendt). Nur mit ihr war es möglich, Kriterien zu erarbeiten, die eine Beurteilung des operativen Erfolges, Mißerfolges und der Prognose eines cruralen Bypass erlauben.

Mit diesem Atlas und seinen Beispielen wird das Ergebnis einer interdisziplinären Zusammenarbeit in seiner besten Form deutlich gemacht, wie sie für eine patientenorientierte moderne Angiologie zwingend erforderlich ist. Das Buch vermeidet umfangreiche Diskussionen wissenschaftlicher Hypothesen, ist aus der Praxis für die Praxis geschrieben worden, informiert in einer knappen, sachlichen Sprache über Fakten, die bei der angiographischen und operativen Technik wesentlich sind. Es zeigt vor allem die Bedeutung einer persönlichkeitsgeprägten Entscheidungskraft, bietet eine relevante Basis für täglich notwendige angiologische Entscheidungen in operativen sowie internistischen Bereichen und macht den Wert eines von hohem Ethos getragenen ärztlichen Einsatzes deutlich. Es möge dazu beitragen, Chancen zu nutzen, die die femoro-crurale Chirurgie heute bietet.

Herbst 1984   H. HEIDRICH

Vorwort

Die crurale Gefäßchirurgie ist eine Möglichkeit, die Amputation abzuwenden. Die Vorbehalte gegen diese Rekonstruktionstechnik sind groß. Sie wird als diffizil, zeitraubend und letztlich erfolglos bezeichnet.
Mit dem vorliegenden Buch wollen wir diesem Pessimismus entgegentreten. Es ist aus der Routine des Alltags entstanden, und wir hoffen, daß es dadurch an Argumentationskraft gewinnt. Es soll nicht nur die gute interdisziplinäre Zusammenarbeit demonstrieren, obwohl eine gute interdisziplinäre Zusammenarbeit von internistischen Angiologen, Gefäßchirurgen und angiotherapeutisch tätigen Radiologen die Grundvoraussetzung ist, unserem Patientenkreis durch eine effektive Behandlung gerecht zu werden. Das Problem der cruralen Gefäßchirurgie wird an Hand einzelner Fälle besprochen. Wir glauben, daß wir nur so unser therapeutisches Konzept deutlich darstellen können. Bei allen in diesem Atlas demonstrierten Patienten wäre die Amputation die einzig verbleibende Alternative gewesen.
Wir wollen nicht durch Zahlenkolumnen und Prozentsätze die Argumentation einengen, sondern durch das beispielhafte Besprechen des Einzelfalles die Diskussion über therapeutische Konzepte anregen.
Durch die gewählte Publikationsform soll der Charakter der „Klinischen Visite" betont werden.
Wir hoffen, daß auf diesem Weg die Rate der primären Amputationen verringert werden kann.

Herbst 1984   CHRISTINA BEHRENDT
                                               ULF STOCKMANN

Inhaltsverzeichnis

1 Grundlagen 1

1.1 Definition des cruralen Bypass 1
1.2 Indikation zum femoro-cruralen Bypass 2
1.3 Crurale Chirurgie in Relation zu anderen rekonstruktiven Methoden der Gefäßchirurgie 2
1.4 Präoperative Angiographie 3
1.5 Postoperative angiographische Kontrollen ... 4
1.5.1 Konventionelle Angiogramme 4
1.5.2 Angiogramme über den PIDDA-Katheter ... 4

2 Falldemonstration 7

2.1 Aussagekraft der präoperativen Angiographie . 7
Fall 1: „Leeres" Unterschenkelangiogramm .. 7
Fall 2: Nähbare und nicht nähbare Unterschenkelgefäße 12
Fall 3: Gesetz von der Symmetrie der Arteriosklerose 16
2.2 Eindeutige Indikation zum cruralen Bypass .. 22
Fall 4: Anterior-Bypass 22
Fall 5: Bedeutung der Profundastrombahn ... 27
2.3 Prognose des cruralen Bypass 32
Fall 6: Abstromgeschwindigkeit 33
Fall 7: Anschlingtrauma 39
Fall 8: Schichtungsphänomen 42
Fall 9: Probleme der distalen Anastomose ... 46
2.4 Begründung der berechtigten Amputation ... 48
Fall 10: Keine Revisionsmöglichkeit 48
2.5 Carotisstenose und crurale Rekonstruktion .. 53
Fall 11: Medialer Fibularis-Bypass 53

2.6	Der laterale Zugang	61
	Fall 12: Lateraler Fibularis-Bypass	61
2.7	Frühverschluß	64
	Fall 13: Operative Revision nach Streptokinase-Therapie	64
2.8	Spätverschluß	68
	Fall 14: „Atypische" Angiographie	68
	Fall 15: Verlagerung der Anastomose nach distal	75
	Fall 16: „Atypische" Angiographie. „Umsteige-Bypass"	79
2.9	Revisionsmöglichkeiten nach Spätverschluß	87
	Fall 17: Kombination aller Möglichkeiten	87
	Fall 18: Verzögerte Revision	93
2.10	Plantarphlegmone	103
	Fall 19: Kunststoffinterponat bei Infekt	103
2.11	Atypischer cruraler Bypass	112
	Fall 20: Iliaco-cruraler Bypass	112
2.12	Dilatation und Rekonstruktion	115
	Fall 21: Cruro-cruraler Bypass	115
2.13	Doppelseitiger Fibularis-Bypass	127
	Fall 22: Alternative zur Doppelamputation	127
2.14	Hilfsmittel in der cruralen Chirurgie	134
	Fall 23: Anterior-Bypass mit AV-Fistel	134
3	**Schlußwort**	**143**

1 Grundlagen

1.1 Definition des cruralen Bypass

Der femoro-crurale Bypass überbrückt einen langen Verschluß der Arteria femoralis superficialis und Arteria poplitea.

In der Regel verbindet er die Femoralisgabel mit dem einzelnen Unterschenkelgefäß.

Nach der topographischen Lage der distalen Anastomose auf dem Empfängergefäß unterscheidet man den

a) Anterior-Bypass
b) Fibularis-Bypass
c) Posterior-Bypass

In Ausnahmefällen kann die Arteria iliaca oder die Arteria femoralis profunda als Spendergefäß dienen.

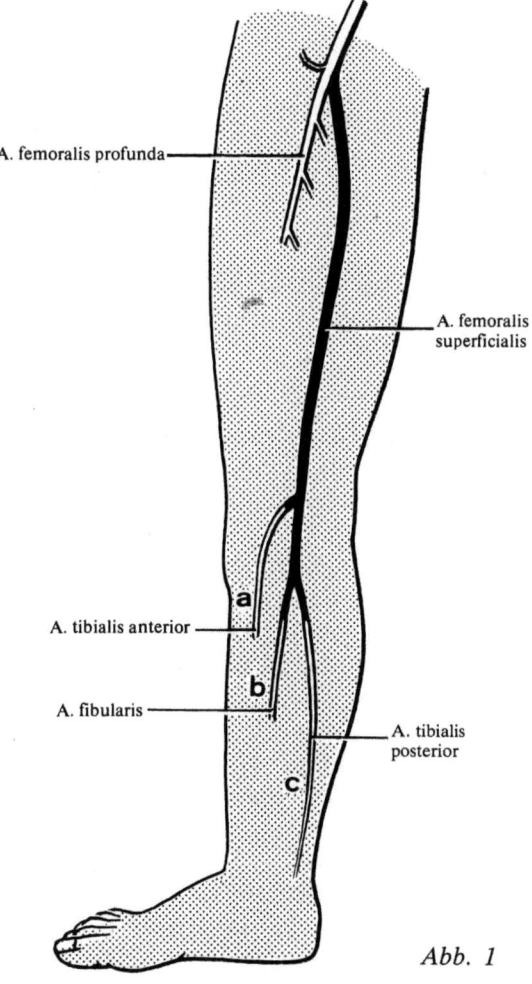

Abb. 1

2   Grundlagen

1.2 Indikation zum femoro-cruralen Bypass

Die Indikation für diesen Eingriff ist gegeben, wenn
1. das Bein vital bedroht ist und
2. alle anderen Methoden versagt haben oder nicht erfolgversprechend sind.

Unter den anderen Methoden verstehen wir das gesamte Spektrum der internistisch-angiologischen Therapie:

- vasoaktive Pharmaka
- Hämodilution
- Defibrinierung mit Arwin oder Defibrase
- Prostaglandin E 1

Ebenso sind die Verfahren der perkutanen transluminären Angioplastie (Dotter-Zeitler-Grüntzig) oder der direkten Katheterlyse (Hess) gemeint.

1.3 Crurale Chirurgie in Relation zu anderen rekonstruktiven Methoden der Gefäßchirurgie

Bei bedrohlichen Situationen der arteriellen Durchblutungsstörung der unteren Extremitäten sind je nach Lokalisation der wichtigsten hämodynamischen Hindernisse verschiedene rekonstruktive Verfahren denkbar.

Strombahnhindernisse der Beckenetage: aorto-femorale Umleitungen sind, ebenso wie die extraanatomischen Verfahren, wie crossover-bypass oder axillo-femoraler Bypass, geeignete Mittel, um den ungehinderten Zustrom zum Profundahauptstamm wieder herzustellen.

Veränderungen des Profundahauptstamms: die Profundaplastik hat zusammen mit der additiven lumbalen Grenzstrangresektion ihren hervorragenden Stellenwert in der Verbesserung der arteriellen Durchblutung bei ischämischen Extremitäten bewiesen.

Verschlüsse der Arteria femoralis superficialis: werden in klassischer Weise mit dem Vena saphena-Bypass angegangen. Je nach der Höhe der distalen Anastomose unterscheidet man supra- und infraglenoidale Umleitungen.

Kombinierte Verschlüsse Arteria femoralis superficialis und Arteria poplitea: liegt ein sogenanntes isoliertes Segment der Arteria poplitea mit recht gut ausgebildeten Kollateralen des Rete genu vor, so ist ein Bypass auf dieses isolierte Segment in bedrohlichen Situationen überlegenswert.

Langstreckige Verschlüsse der Arteria femoralis superficialis und der Trifurkation der Arteria poplitea lassen sich nur durch einen femoro-cruralen Bypass überbrücken. Alle gefäßchirurgischen Methoden, die vorher aufgelistet wurden, sind vor Anwendung des cruralen Bypass-Prinzips als therapeutische Möglichkeiten zu durchdenken.

1.4 Präoperative Angiographie

Alle Untersuchungen werden in der Technik nach Seldinger in Lokalanästhesie perkutan transfemoral oder, bei nicht tastbaren Pulsen in den Leistenbeugen, transaxillär mittels eines Angiographiekatheters durchgeführt.
   Verwendet wurde das Kontrastmittel Hexabrix.
   Häufig führt das übliche bilaterale Becken-Bein-Angiogramm nur zu einer unbefriedigenden Darstellung der cruralen Gefäße.
   Nachfolgend einige *Tricks* zur erwünschten besseren angiographischen Darstellung:

1. Von kontralateral antegrades Vorführen des Katheters in die Arteria iliaca communis oder Arteria iliaca externa der erkrankten Seite.

Ist dies technisch nicht möglich, dann

2. Kontrastmittelinjektion in die Aorta abdominalis unter gleichzeitiger Drosselung der Blutzufuhr in das gesunde Bein mittels einer Oberschenkelblutdruckmanschette.
3. Selektive Kontrastmittelinjektion in der hyperämischen Phase nach induzierter Ischämie des betroffenen Beines durch Drosselung der Blutzufuhr mittels einer Oberschenkelblutdruckmanschette über ca. 3 Minuten (300 mm Hg).
4. Die Punktion in der Leiste der erkrankten Extremität sollte nur in Ausnahmefällen wegen des entstehenden Hämatoms und der gegebenen Infektionsgefahr erfolgen.

4   Grundlagen

1.5 Postoperative angiographische Kontrollen

1.5.1 Konventionelle Angiogramme

Postoperative angiographische Kontrollen werden von uns routinemäßig nicht durchgeführt.

Die Indikation ist dann gegeben, wenn in der frühen postoperativen Phase eine Verschlechterung auftritt (zum Beispiel Schwinden eines bislang tastbaren Fußpulses) oder die intraoperative Situation hat vermuten lassen, daß eine Serviceoperation die Funktionsdauer des Bypass verlängern könnte.

Ein Frührezidiv ist keine Indikation für eine Angiographie, da sie keine Information über das taktische Vorgehen bei der Revision liefert.

1.5.2 Angiogramme über den PIDDA-Katheter

Ein großer Teil der gezeigten postoperativen Bilder ist mit Hilfe eines intraluminären Katheters — sogenannter PIDDA-Katheter[1] — gewonnen. Die Qualität und Aussagekraft der Angiogramme hängt zum Teil von diesem Katheter ab. Er soll daher kurz erläutert werden (vgl. Abb. 2).

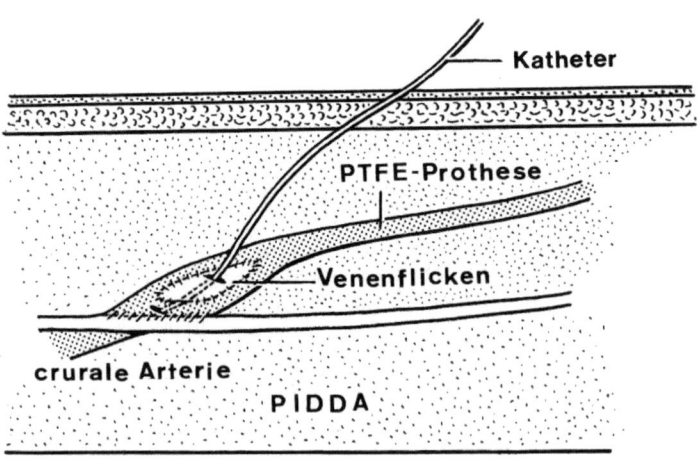

Abb. 2

---

[1] Stockmann, U (1983) PIDDA — ein Novum in der cruralen Gefäßchirurgie. angio 5,2: 67–71.

Der Name entstand aus den Buchstaben der Worte: *p*erkutane *i*ntraluminäre *D*auerheparinisierung der *d*istalen *A*nastomose. Bei Frühverschlüssen oder sehr ungünstigen Verhältnissen der Arterienwand placieren wir diesen Katheter in den Bereich der distalen Anastomose, um in der frühen postoperativen Phase durch häufige angiographische Kontrollen entsprechende Informationen gewinnen zu können.

Zusätzlich hat dieser ständige Zugang den Vorteil, daß man eventuell durch Pharmakotherapie Frühthrombosen wieder beseitigen kann. Der Name ist entstanden, weil wir glaubten, daß die Heparinisierung der distalen Anastomose ein Vorteil sei. Inzwischen haben wir gelernt, daß durch die häufigen angiographischen Kontrollen die Einsicht in die Patho-Physiologie in der frühen postoperativen Phase nach cruralen Operationen der entscheidende Vorteil dieses ungewöhnlichen Zugangs ist.

2 Falldemonstration

2.1 Aussagekraft der präoperativen Angiographie

Die Aussagekraft präoperativer Angiogramme über die Unterschenkelarterien ist oft eingeschränkt. Auch unter Berücksichtigung der erwähnten Tricks läßt sich trotz aller Mühe nicht immer ein aussagefähiges Bild der Unterschenkelarterien erstellen. Eine große Hilfe ist dabei die Dopplersonde, so daß man eventuell gezielt das noch hörbare Unterschenkelgefäß durch eine Probefreilegung darstellen kann.

Fall 1: „Leeres" Unterschenkelangiogramm

Bei dem ersten Fall sah man auf dem Angiogramm von den cruralen Gefäßen am linken Unterschenkel nichts. Das sogenannte „Anteriorbäumchen" ist gerade noch mit Kontrastmittel gefüllt (Abb. 3). Mit der Ultraschalldopplersonde hörte man ganz schwach über diesem Bereich ein Strömungsgeräusch und ebenso hörte man ein fragliches Geräusch über der Arteria dorsalis pedis.

Im Zusammenhang mit dem Ultraschalldopplerbefund wird das „Anteriorbäumchen" von uns als Indiz für die noch offene und durchströmte Arteria tibialis anterior gewertet.

Wir führten daher in diesem Fall die gezielte Probefreilegung der Arteria tibialis anterior durch (lateraler Zugang) und fanden ein für das Bypass-Verfahren geeigneten crurales Gefäß.

Es wurde ein lateraler Anterior-Bypass angelegt.

Abb. 4 zeigt die postoperative Kontrolle. Die Peripherie stellt sich jetzt überraschend gut dar. Bei Kenntnis der tatsächlichen Angiotextur am Unterschenkel hätte man sicherlich einen üblichen femoro-poplitealen Bypass anlegen können. Diese Entscheidung war aufgrund der präoperativen Dokumentation nicht möglich.

8   Aussagekraft der präoperativen Angiographie

Fazit: Schlechte präoperative Angiogramme beweisen nichts. Sie sind keine Berechtigung für eine primäre Amputation. Auch bei guter radiologischer Technik stellen sich manchmal brauchbare Unterschenkelarterien nicht dar.

Mißtrauen gegen das „leere" Unterschenkelangiogramm ist unbedingt erforderlich!

Fall 1: „Leeres" Unterschenkelangiogramm 9

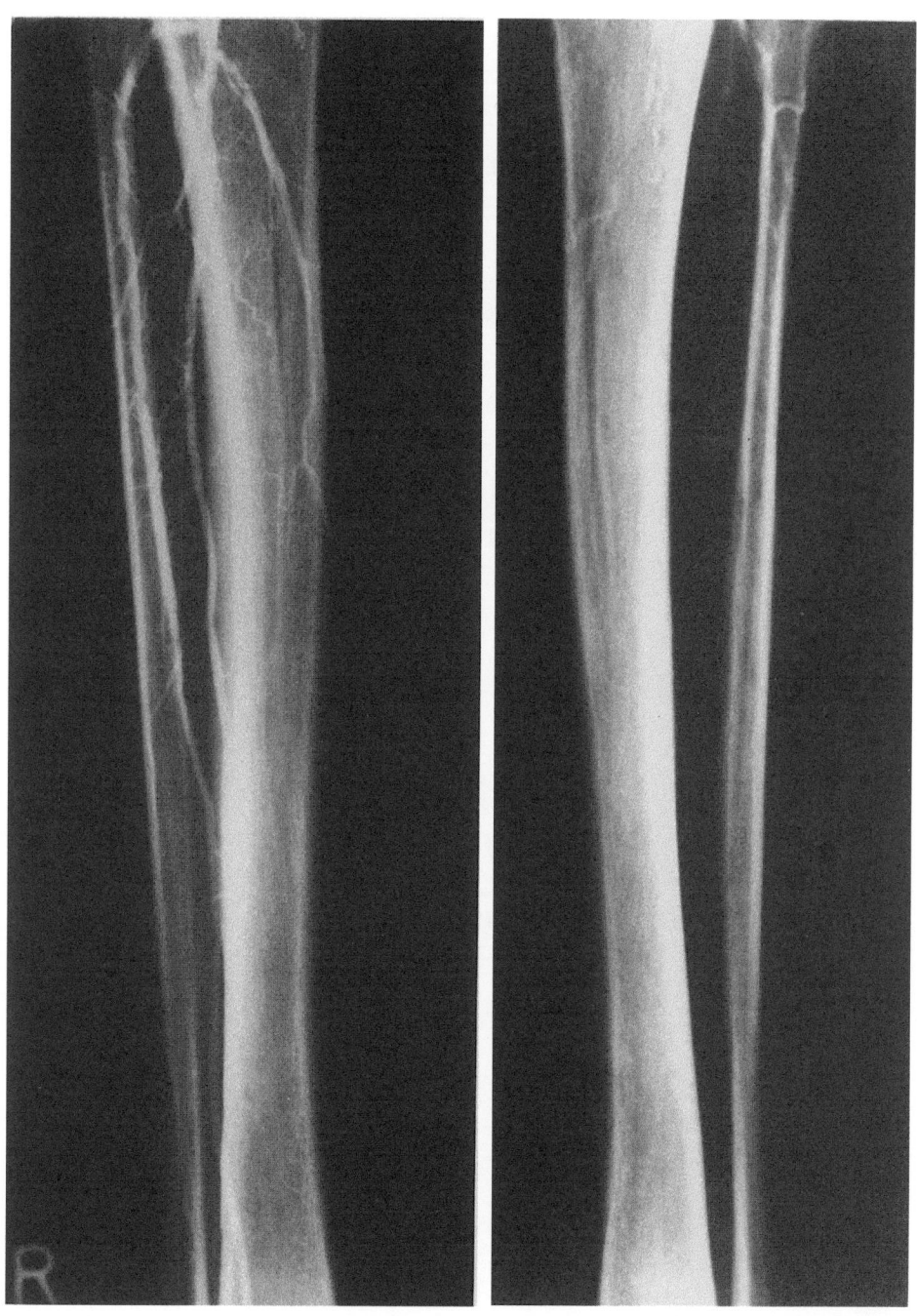

Abb. 3

10   Aussagekraft der präoperativen Angiographie

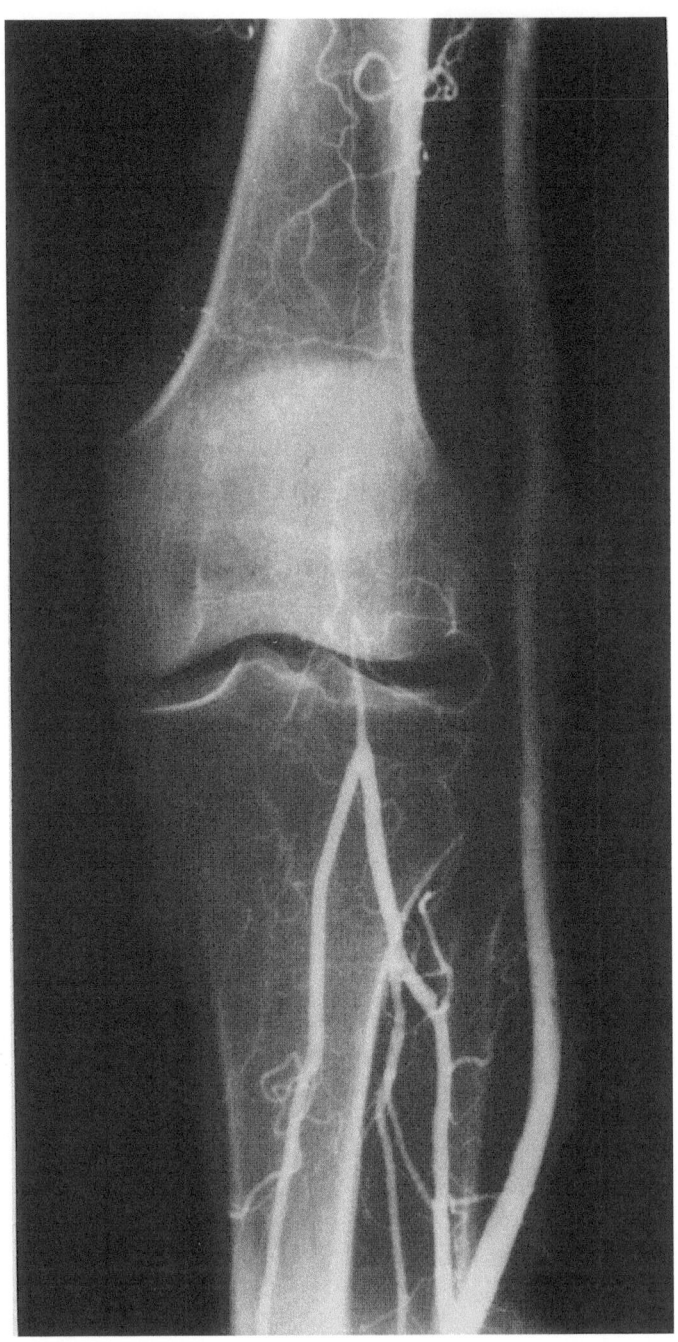

Abb. 4

Fall 1: „Leeres" Unterschenkelangiogramm

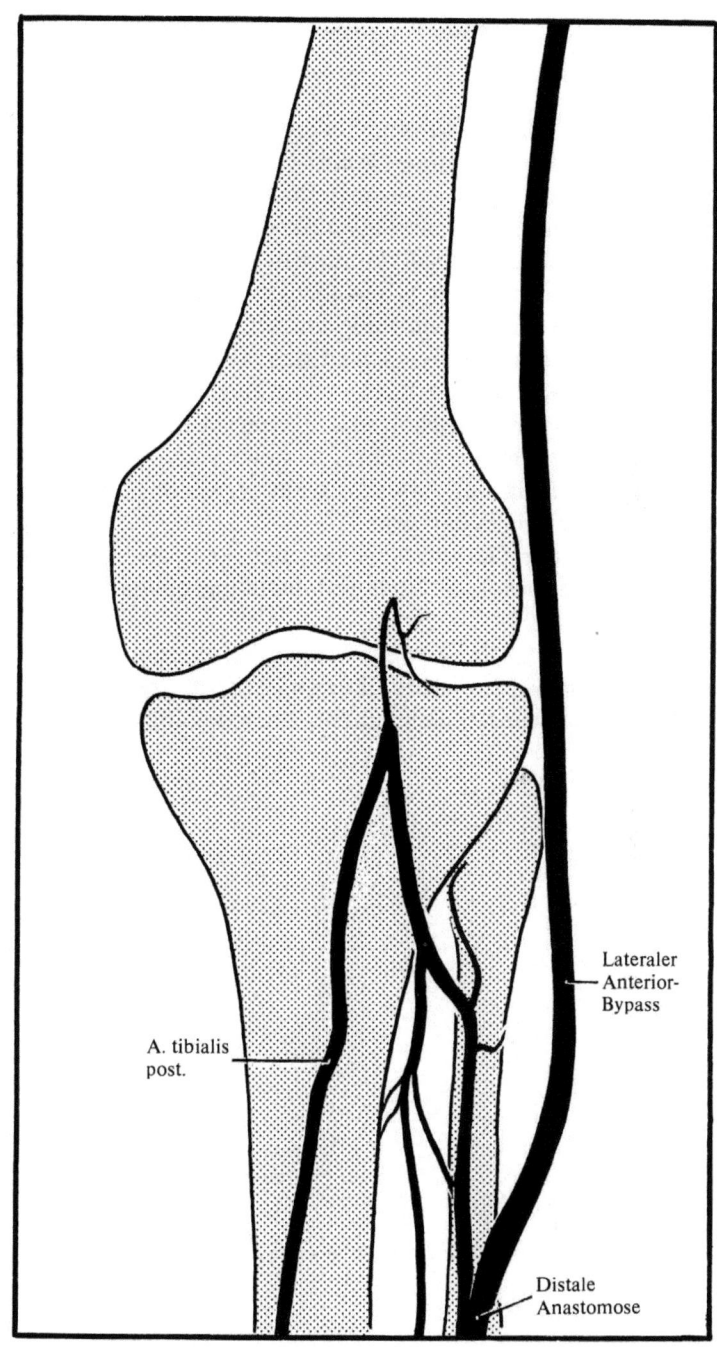

Abb. 4'

12 Aussagekraft der präoperativen Angiographie

Fall 2: Nähbare und nicht nähbare Unterschenkelgefäße

Die Mediaverkalkung, die man bei der Angiographie schon auf den Leeraufnahmen abschreckend erkennen kann, bereitet große technische Schwierigkeiten beim Nähen der Anastomosen. Erhaltungsversuche können an der Wandbeschaffenheit der Unterschenkelgefäße scheitern.

Zu diesem Problem soll der nächste casus eine Aussage machen:

Im Angiogramm der Oberschenkeletage sieht man beidseits neben dem Kontrastmittelschatten den Kalk der Arterienwand (Abb. 5).

Im Unterschenkelbereich setzt sich die Mediaverkalkung fort.

Am rechten Unterschenkel — dem bedrohten Bein — ist ab Unterschenkelmitte nur noch der Kalkschatten der Arteria tibialis posterior zu sehen (Abb. 6).

Etwas oberhalb des Knöchels — siehe Skizze — sieht man nur etwa halb so breit wie den Kalk der Arteria tibialis posterior die mit Kontrastmittel dargestellte Arteria tibialis anterior.

Während der Operation erwies sich, daß die Arteria tibialis anterior von normaler Wandbeschaffenheit und damit gut nähbar war.

Folgende *Schlußfolgerungen* sollen aus diesem casus gezogen werden: Man soll sich durch die Mediaverkalkung nicht entmutigen lassen. Es müssen nicht alle Unterschenkelarterien gleichmäßig davon befallen sein!

Fall 2: Nähbare und nicht nähbare Unterschenkelgefäße 13

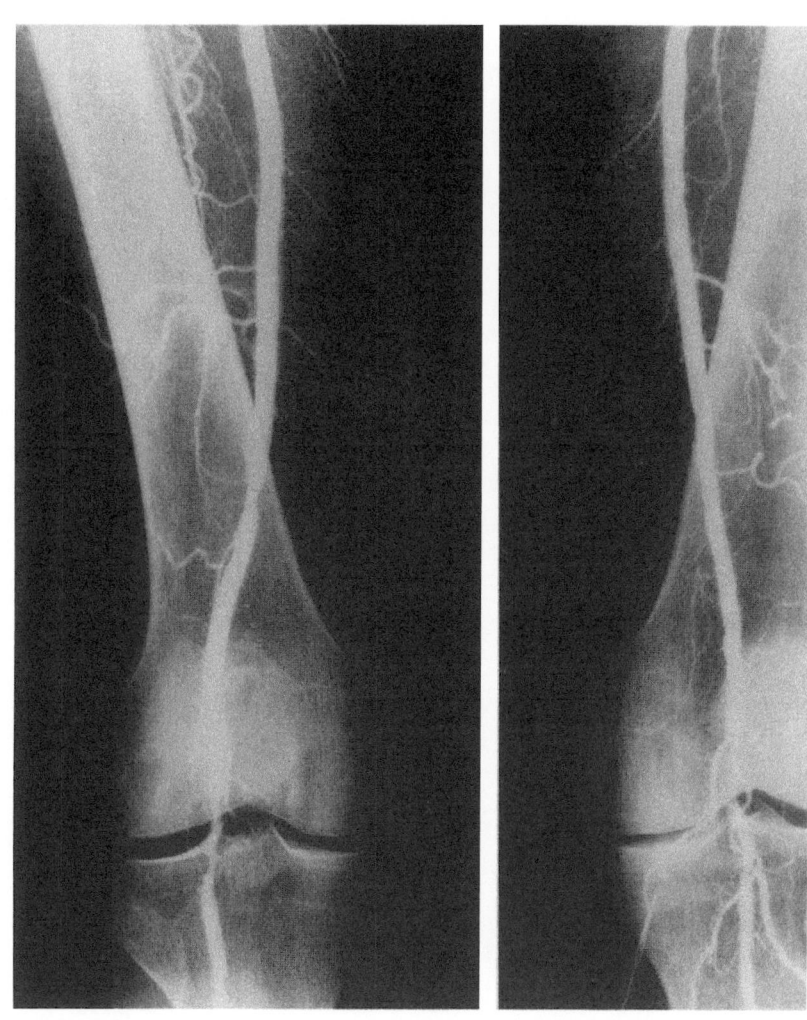

Abb. 5

14   Aussagekraft der präoperativen Angiographie

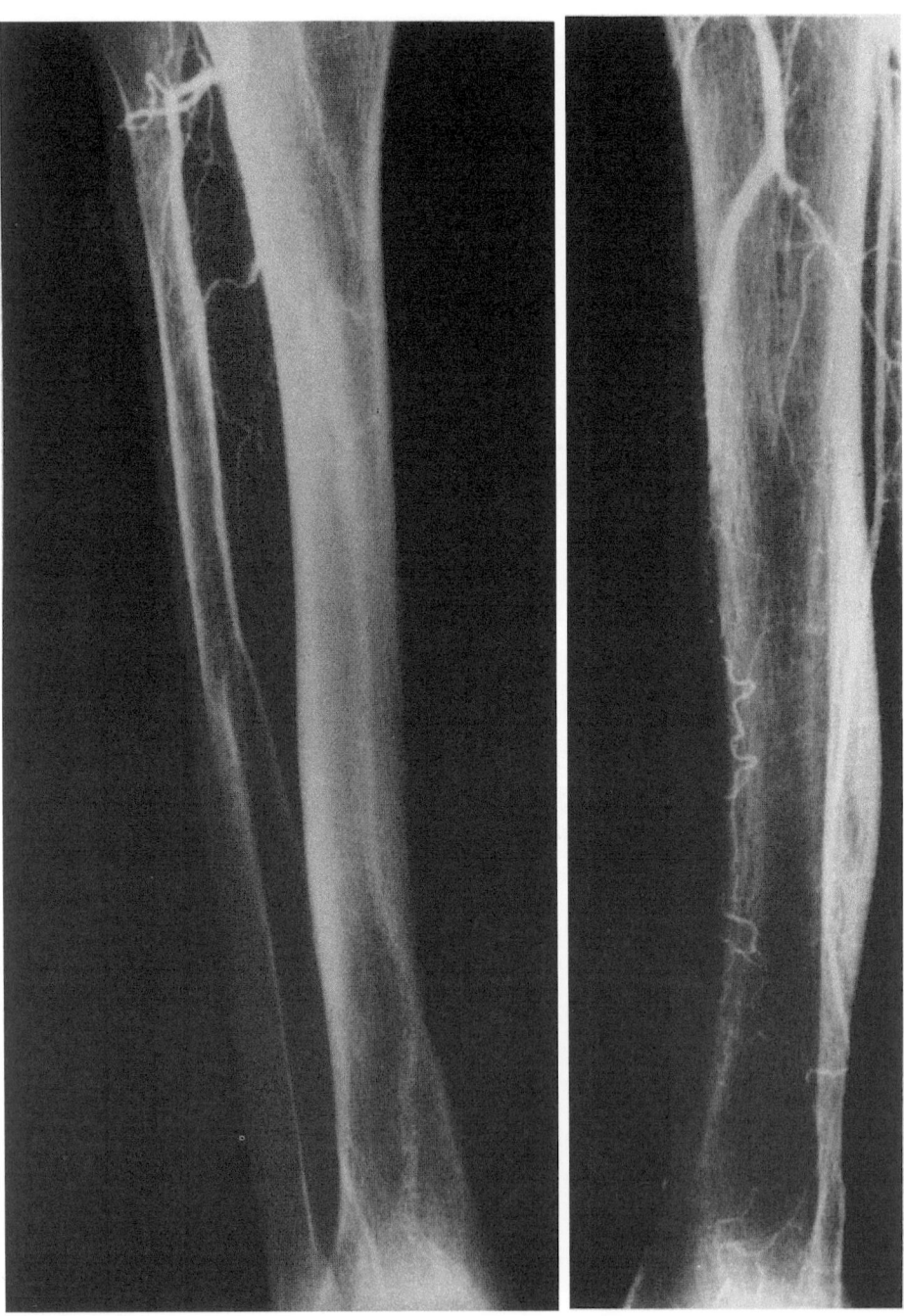

Abb. 6

Fall 2: Nähbare und nicht nähbare Unterschenkelgefäße

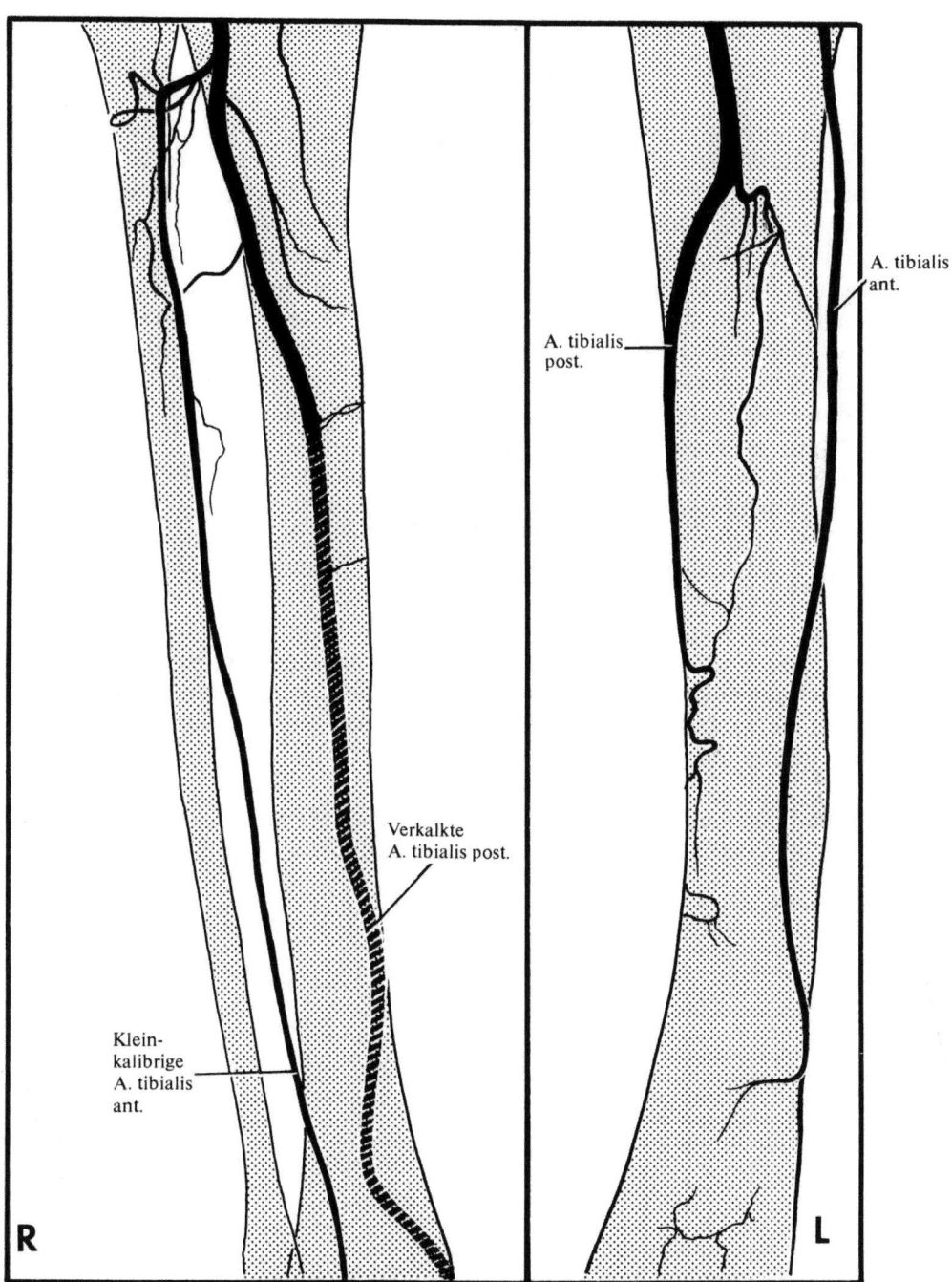

Abb. 6'

Fall 3: Gesetz von der Symmetrie der Arteriosklerose

Bei der Bewertung der präoperativen Angiogramme sollte man immer die fast gesetzmäßige Symmetrie der Verkalkung berücksichtigen. Bei den erstaunlich symmetrischen Veränderungen *scheint* nur das symptomatische Bein dem anderen voraus zu eilen. Bei dem dritten Patienten zeigt die Angiographie neben dem Verschluß im Adduktorenkanal (Abb. 7) keine peripheren Gefäße.

Es ist in diesem Fall nicht von Bedeutung, ob ungenügende Technik oder die Überlagerung von knöchernen Strukturen den Eindruck der nicht dargestellten Gefäße begünstigt. Beim Betrachten des „gesunden" Beines sieht man als einziges crurales Gefäß eine Arteria fibularis (Abb. 8). Es muß nach dem Gesetz der Symmetrie an dem betroffenen — das heißt dem rechten — Bein die Arteria fibularis das beste crurale Gefäß sein.

Die Abb. 9 und 10 zeigen das Ergebnis nach Rekonstruktion mit einem „kurzen" femoro-cruralen Bypass vom Adduktorenkanal auf die Arteria fibularis. In Abb. 9 sind oben und unten die beiden Anastomosengebiete dargestellt. In Abb. 10 füllt sich die nach dem Gesetz der Symmetrie vermutete Arteria fibularis.

Wenn man unter diesem Gesichtspunkt — „Gesetz der Symmetrie der Verkalkung" — Abb. 6 vom vorigen Patienten noch einmal betrachtet, so sieht man, daß am linken Bein — das heißt an dem asymptomatischen Bein — ebenfalls die Arteria tibialis anterior nicht von der ausgeprägten Mediaverkalkung betroffen war.

Schlußfolgerung: Das Gesetz der Symmetrie läßt scheinbar ungenügende Angiogramme doch noch zu einem wichtigen diagnostischen Hilfsmittel werden.

Fall 3: Gesetz von der Symmetrie der Arteriosklerose 17

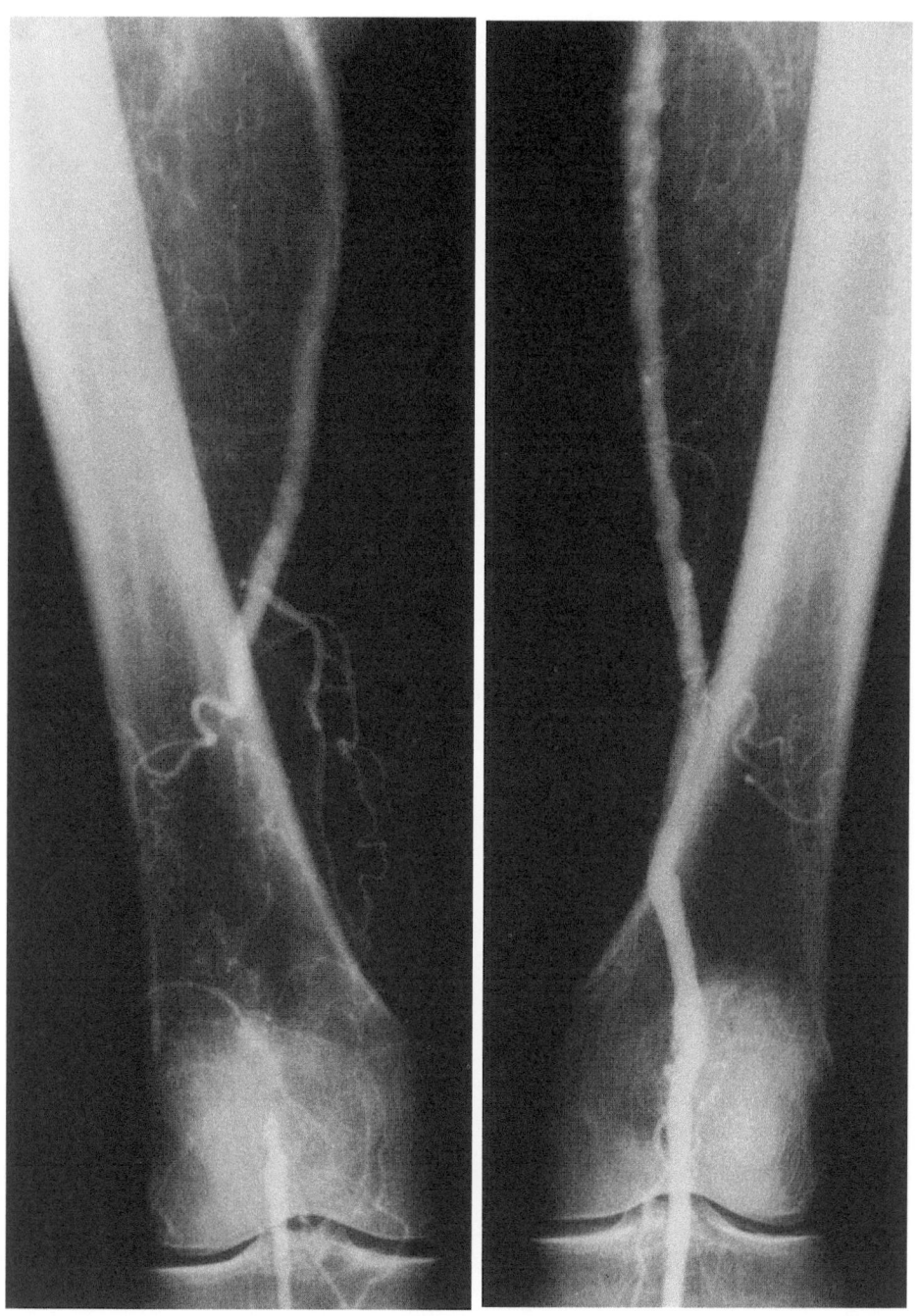

Abb. 7

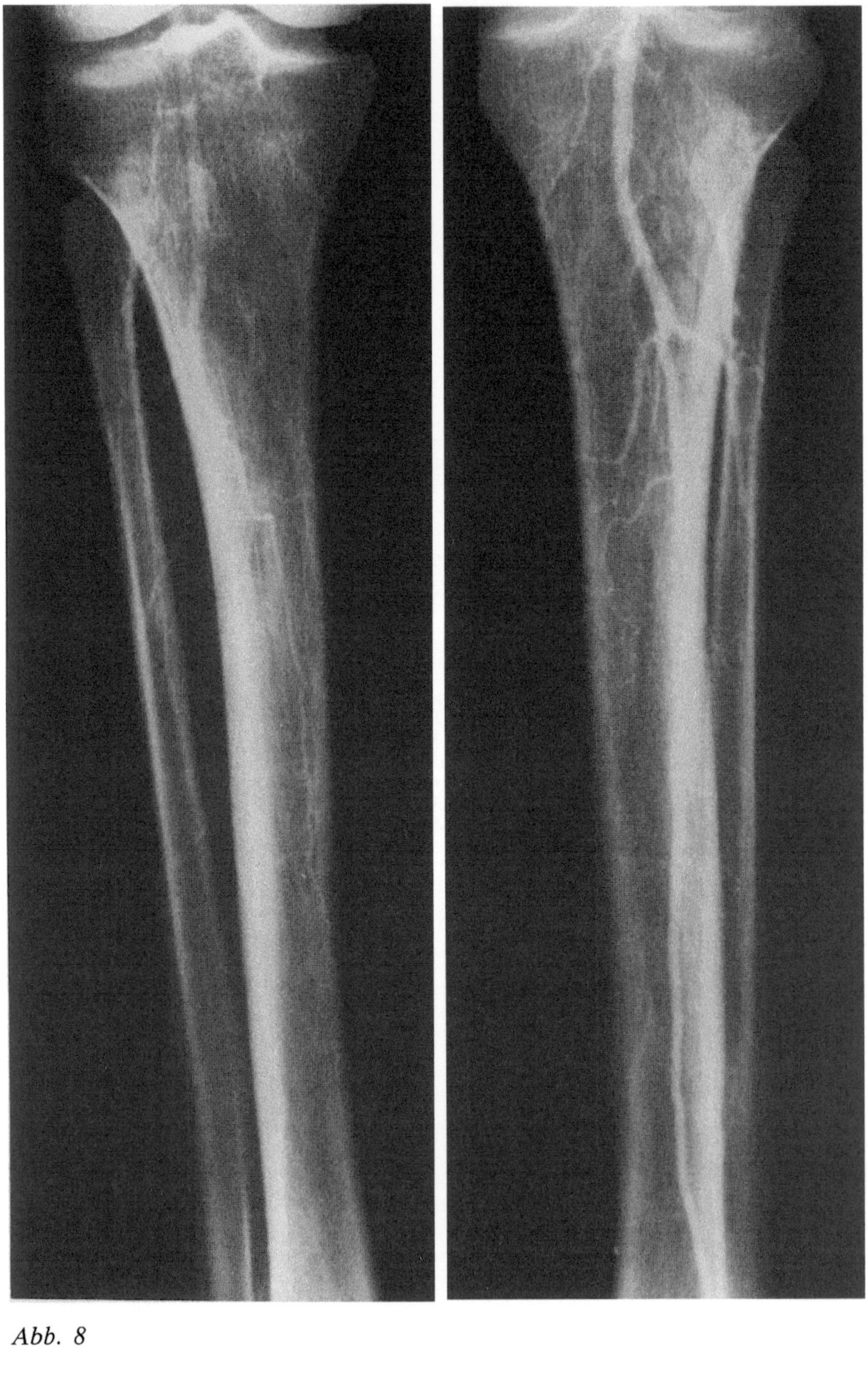

18 Aussagekraft der präoperativen Angiographie

Abb. 8

Fall 3: Gesetz von der Symmetrie der Arteriosklerose 19

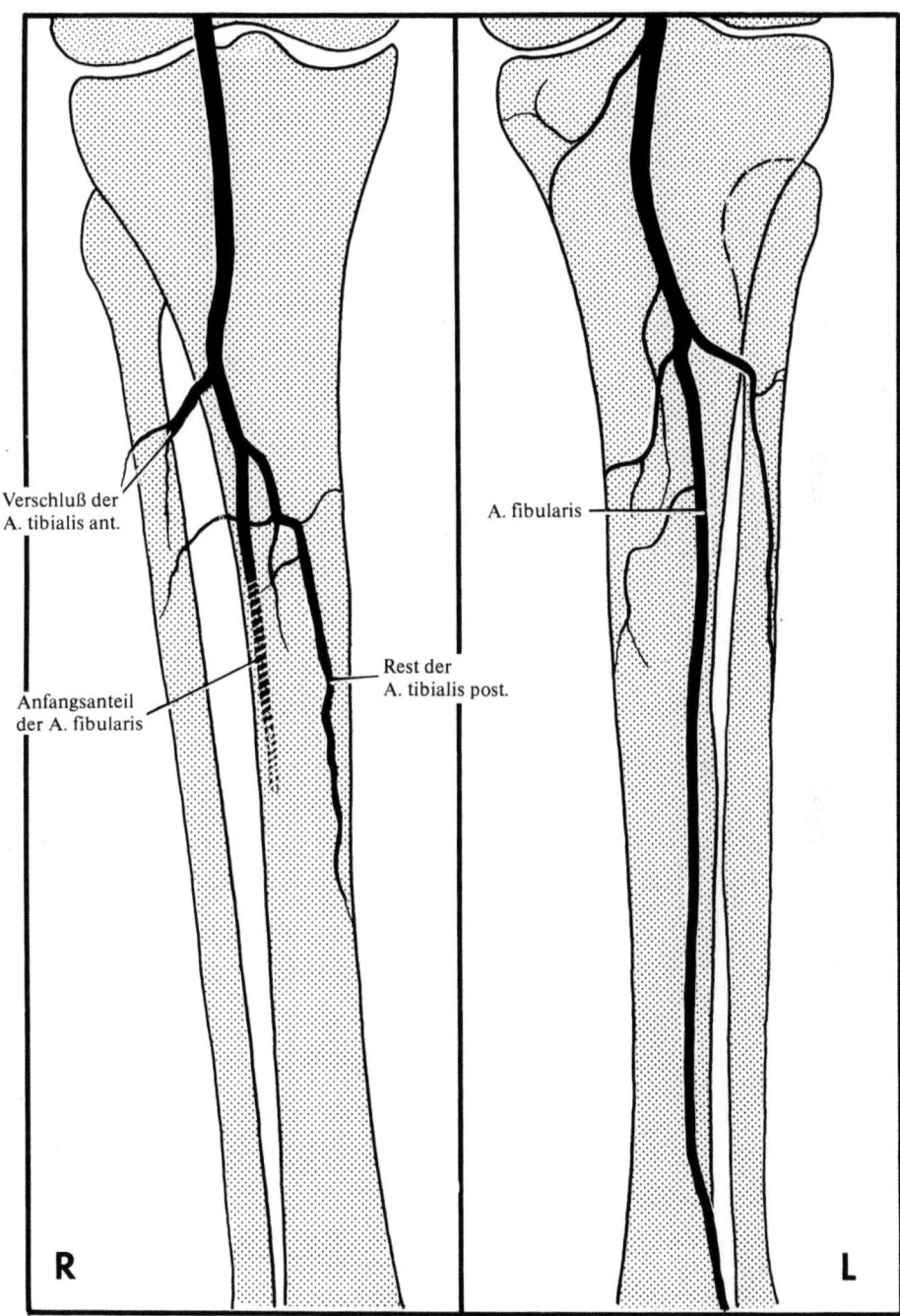

Abb. 8'

20   Aussagekraft der präoperativen Angiographie

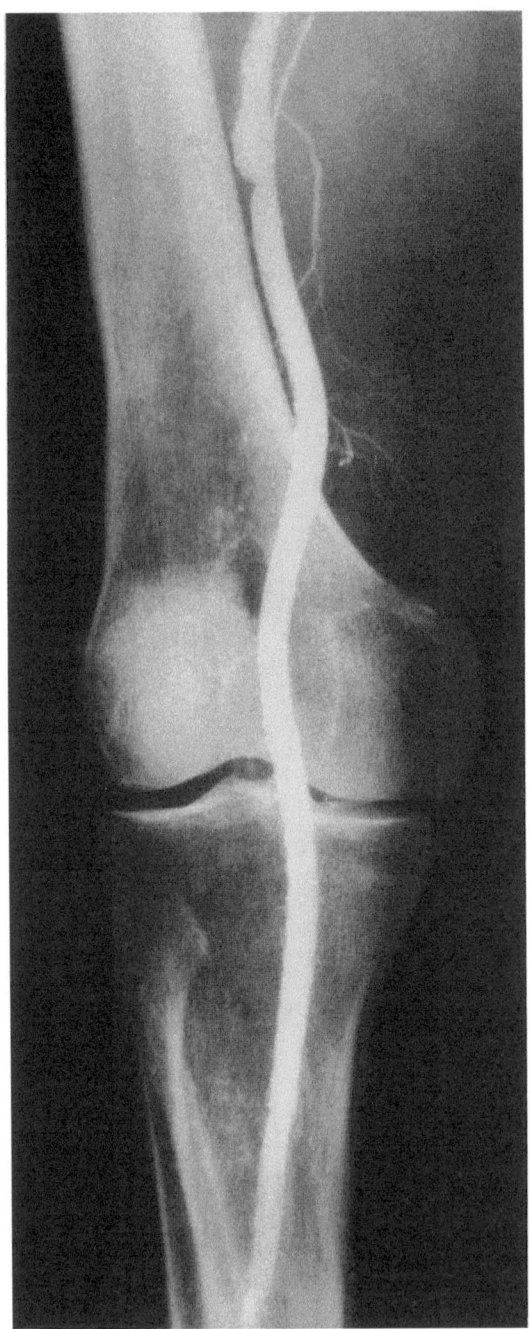

Abb. 9

Fall 3: Gesetz von der Symmetrie der Arteriosklerose 21

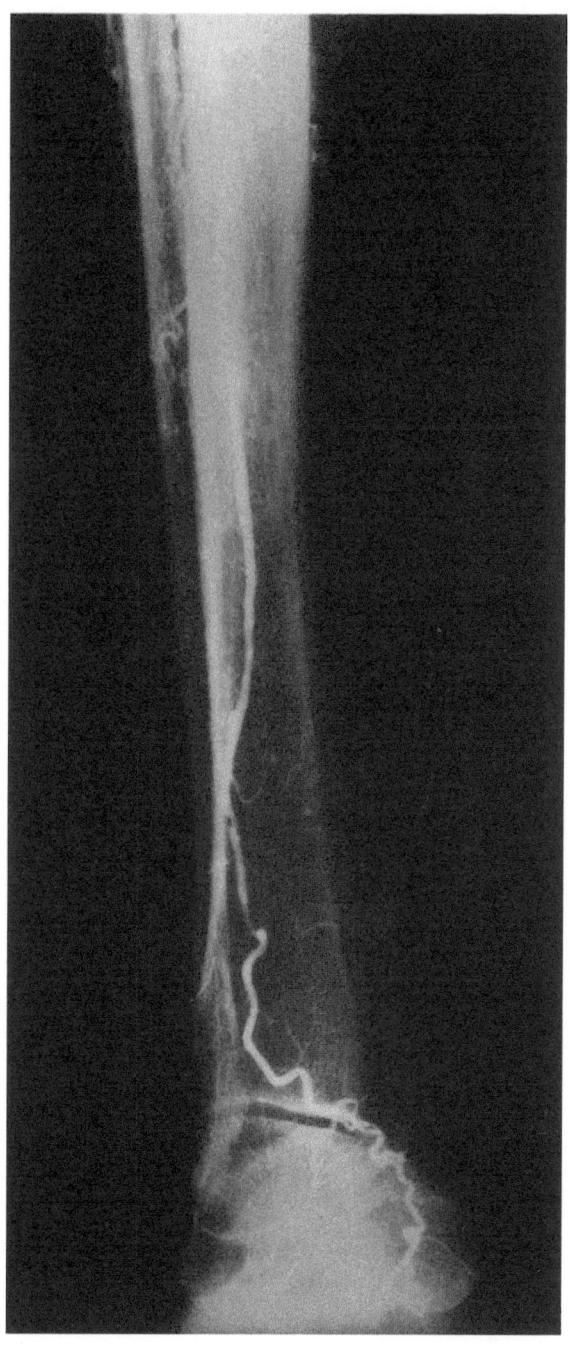

Abb. 10

2.2 Eindeutige Indikation zum cruralen Bypass

Zeigt eine technisch einwandfreie Angiographie neben dem langstreckigen Verschluß der Arteria femoralis superficialis und dem Verschluß der Arteria poplitea nur ein einziges Unterschenkelgefäß, so bleibt nur die Rekonstruktion auf dieses Gefäß als Alternative zur Amputation.

Fall 4: Anterior-Bypass

Der casus ist durch die Abbildungen der Angiogramme dokumentiert (Abb. 11–13).
    Die Arteria femoralis profunda weist keine Stenose auf. Arteria femoralis superficialis und Arteria poplitea sind verschlossen.
    Die Arteria tibialis anterior ist das einzige erkennbare Unterschenkelgefäß. Um eine Amputation abzuwenden, ist nur der femoro-crurale Bypass als Anterior-Bypass denkbar.
    Der laterale Anterior-Bypass war erfolgreich.

Fall 4: Anterior-Bypass 23

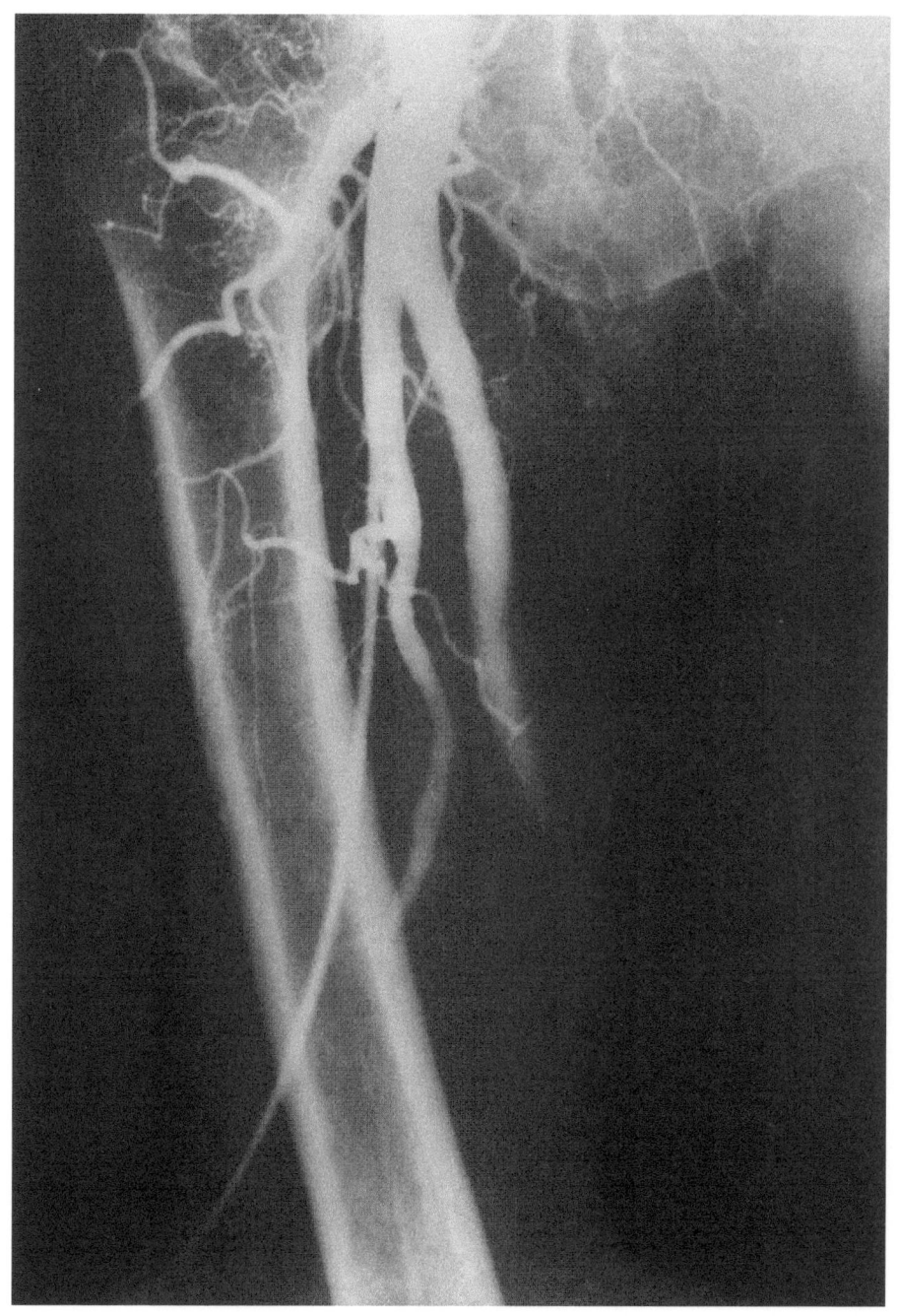

Abb. 11

24 Eindeutige Indikation zum cruralen Bypass

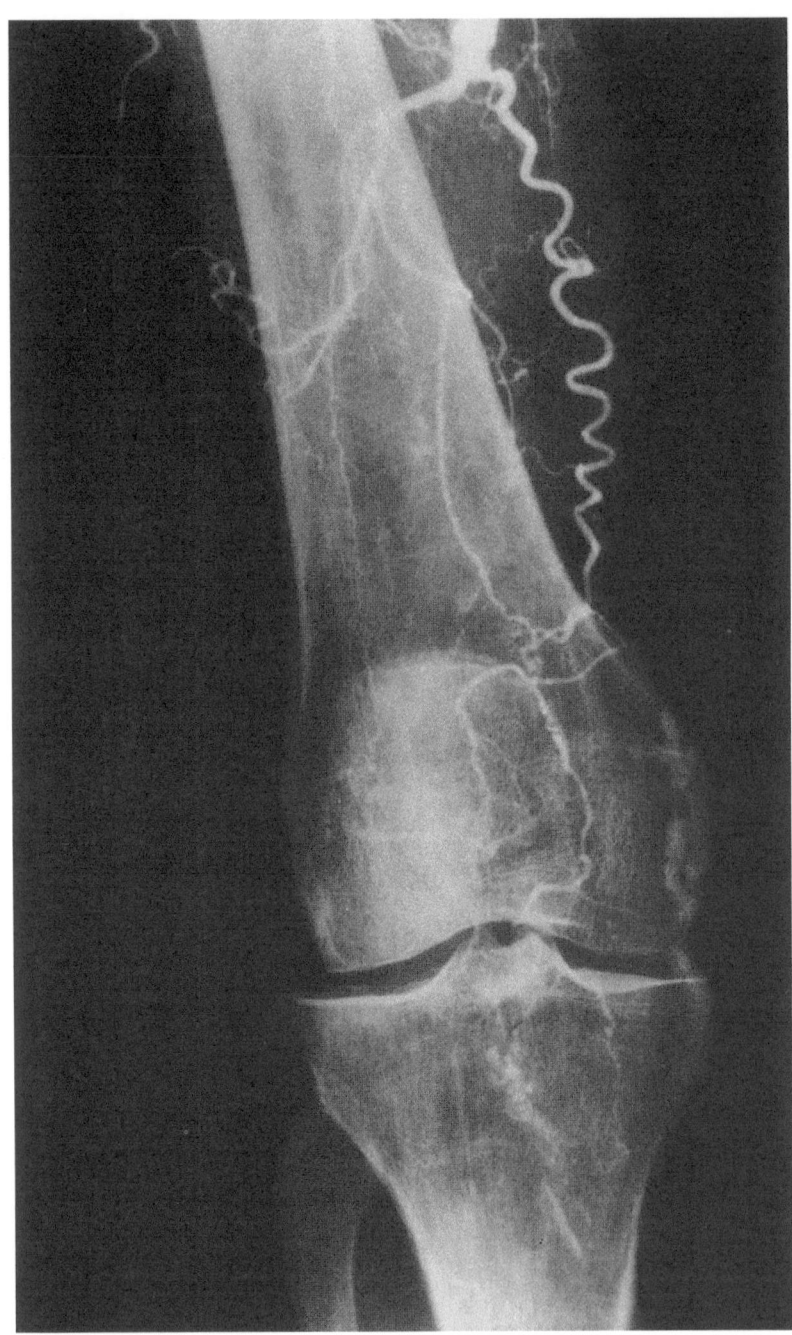

Abb. 12

Fall 4: Anterior-Bypass 25

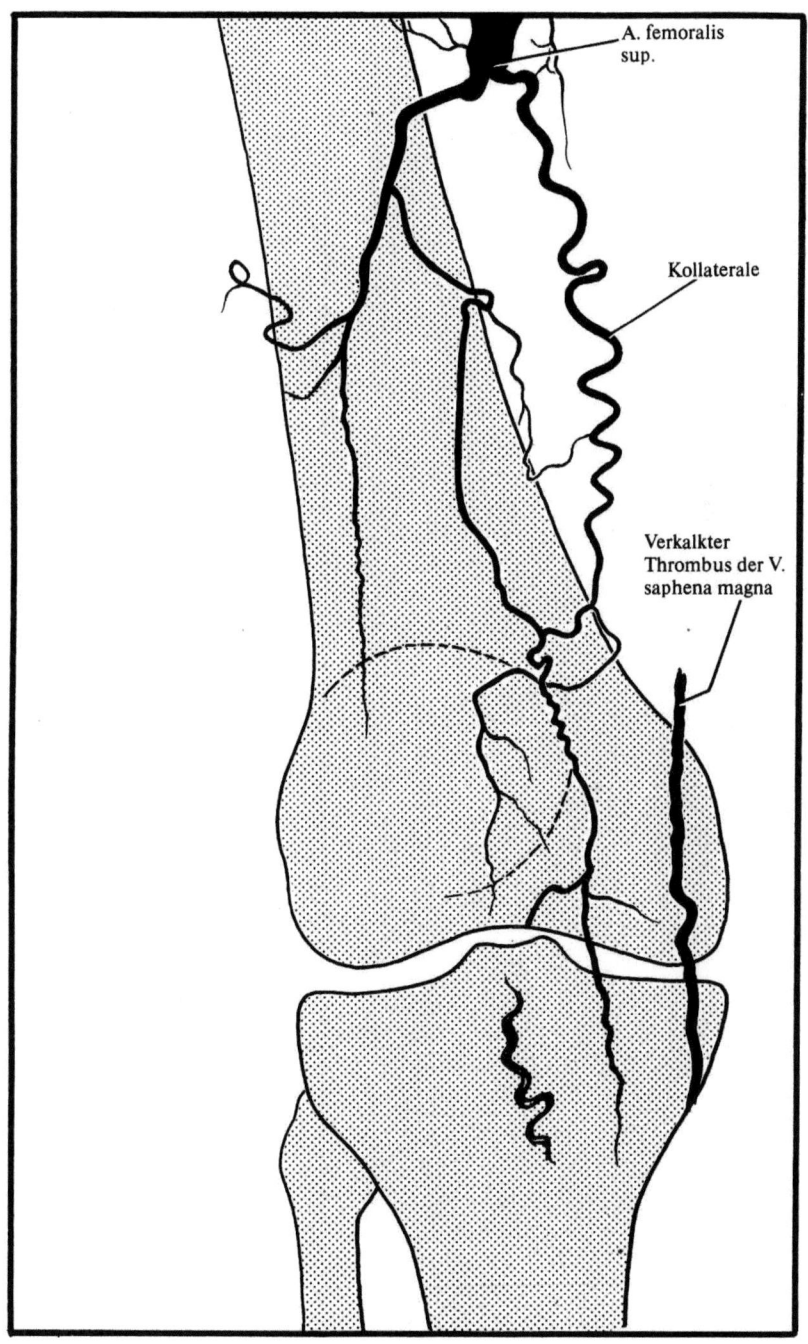

Abb. 12'

26 Eindeutige Indikation zum cruralen Bypass

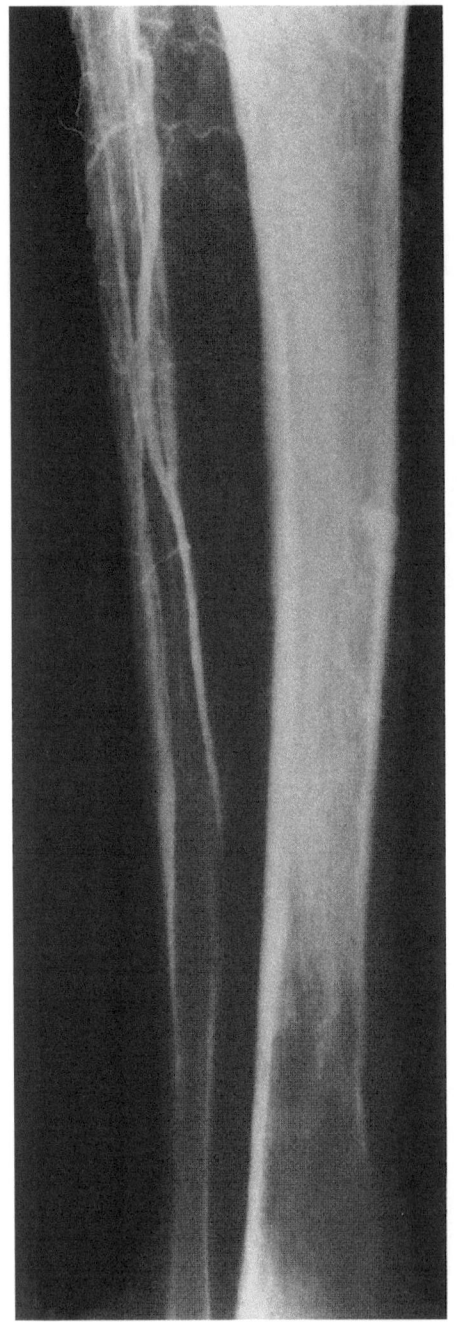
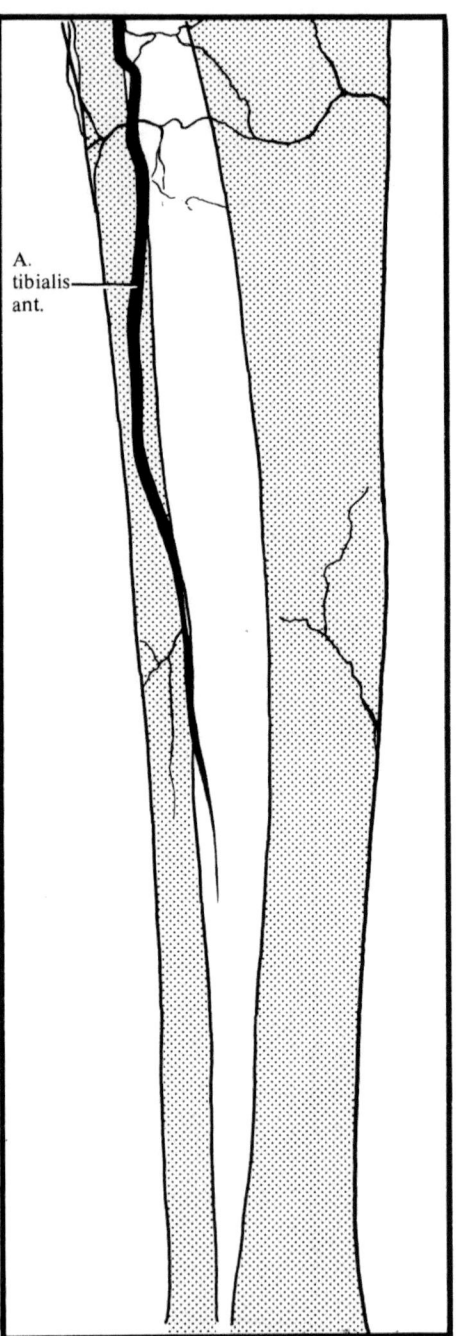

Abb. 13 *Abb. 13'*

Fall 5: Bedeutung der Profundastrombahn

Mit dem 5. Fall wollen wir noch einmal auf die Bedeutung der Profundaplastik in Kombination mit der Grenzstrangresektion als brauchbare Methode, um eine Amputation abzuwenden, hinweisen. In dem hier dargestellten Fall kann jedoch eine Profundaplastik nicht nützen, da der gesamte Profundahauptstamm mit seiner Aufzweigung von der Arteriosklerose verändert ist und eine Profundaplastik infolgedessen auf wohl kaum zu überwindende technische Schwierigkeiten stoßen würde (Abb. 14).

Abb. 15 zeigt als einziges offenes crurales Gefäß die Arteria tibialis anterior. Der Anterior-Bypass ist daher eindeutig indiziert.

In Abb. 16 ist durch das postoperative Kontrollangiogramm das Funktionieren des Bypass wiedergegeben.

Eine *Schlußfolgerung* erübrigt sich bei so klarer Indikation.

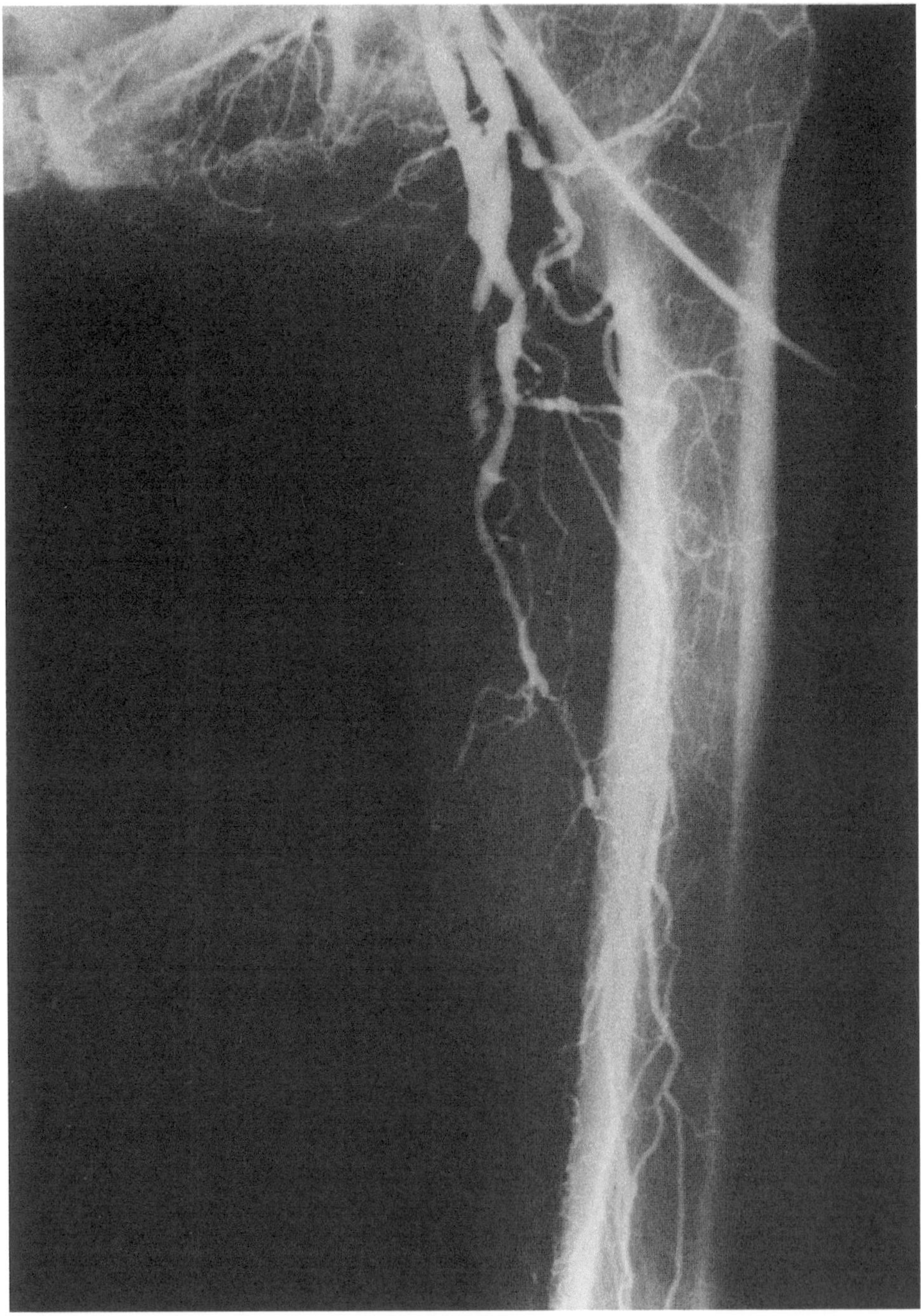

28 Eindeutige Indikation zum cruralen Bypass

Abb. 14

Fall 5: Bedeutung der Profundastrombahn 29

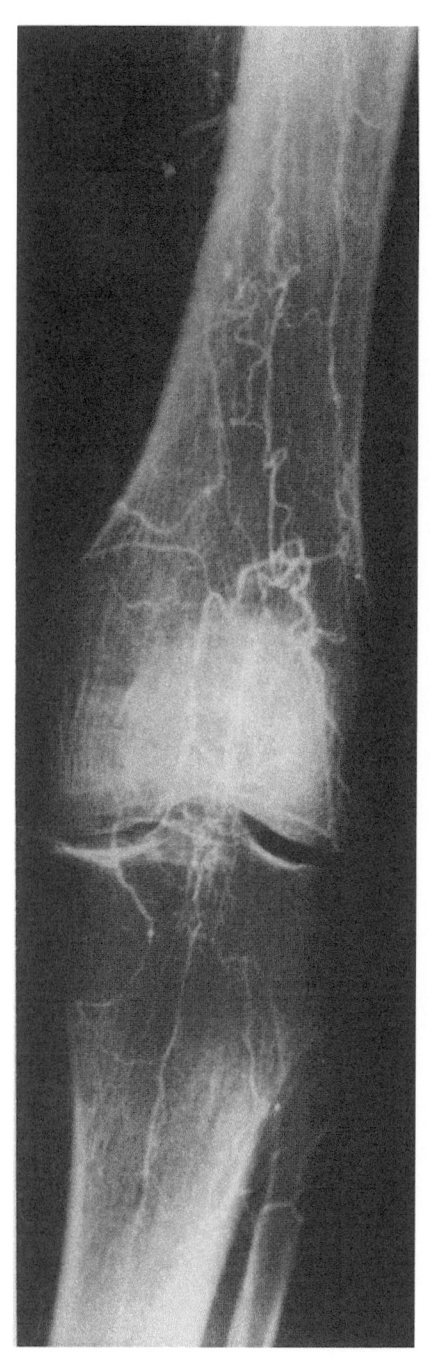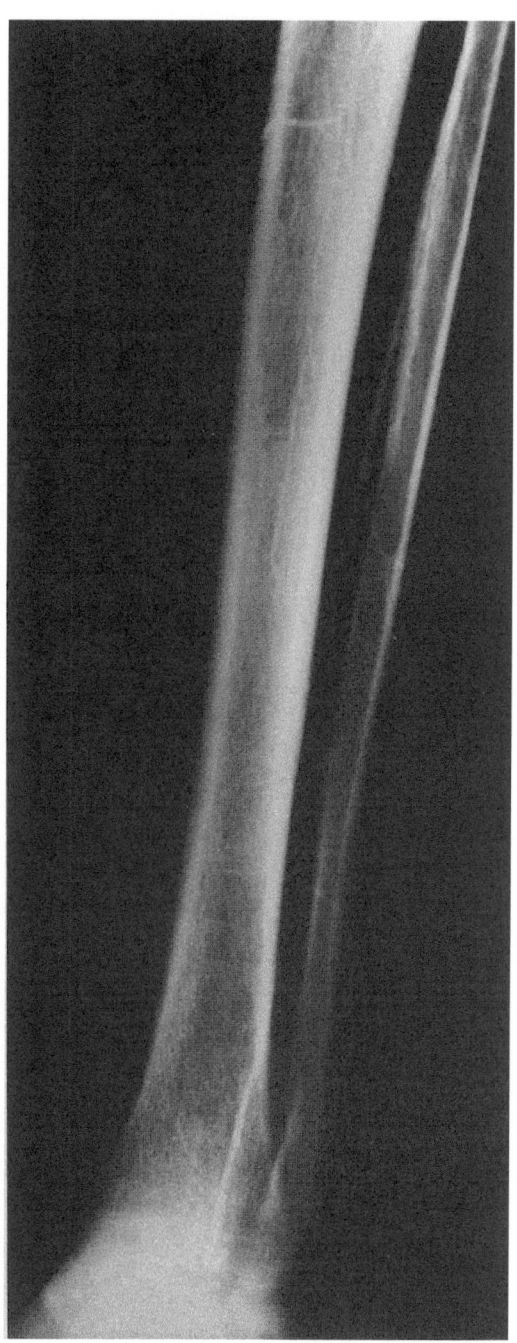

Abb. 15

30 Eindeutige Indikation zum cruralen Bypass

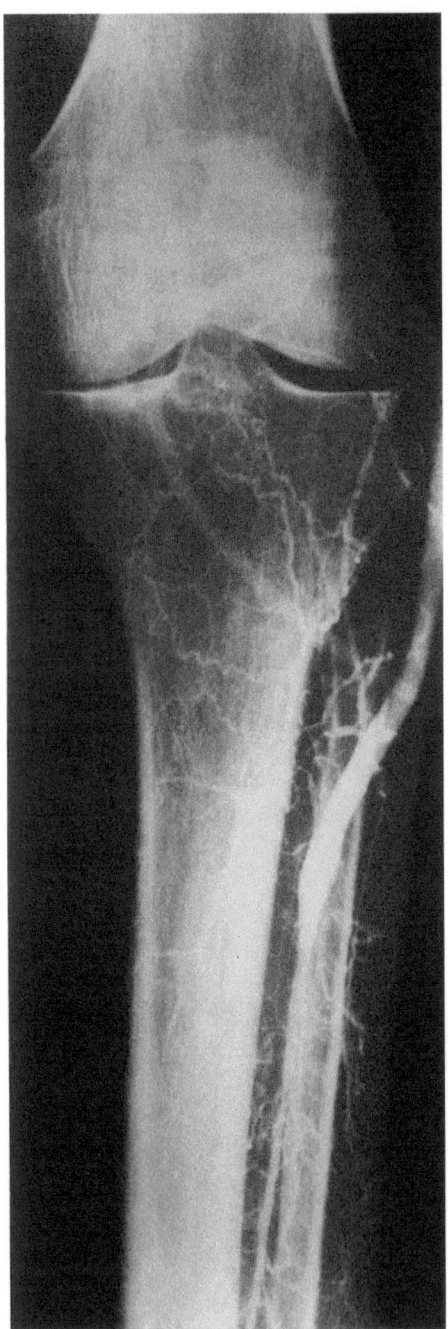

Abb. 16

Fall 5: Bedeutung der Profundastrombahn 31

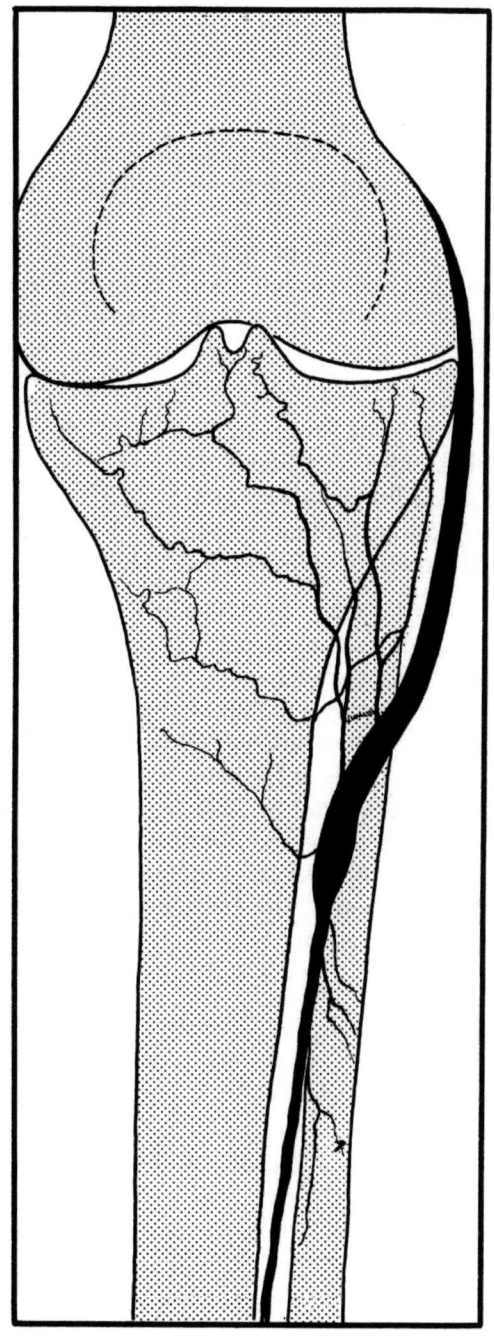

Abb. 16'

2.3 Prognose des cruralen Bypass

Die crurale Gefäßchirurgie muß den Reverschluß einkalkulieren.
Auf dieser Tatsache begründet sich auch die strenge Indikation zum Primäreingriff.
Bei jedem Verschluß in der frühen postoperativen Phase muß eine Revision durchgeführt werden. Wir vertreten den Standpunkt, daß bei gut überlegter Indikation zur Operation die Revision die logische Konsequenz ist.

Die häufigsten Ursachen für den Frühverschluß sind:

- Technische Probleme im Bereich der distalen Anastomose
- Dissektion der Wand
- Ausgebrochener Plaque
- Anschlingtrauma
- Thromb-embolischer Verschluß

Häufig sind die Ursachen allerdings bei der Revision nicht erkennbar. Trotzdem ist durch eine Thrombektomie in etlichen Fällen eine dauerhafte Funktion zu erreichen.

Beim Spätverschluß — zum Beispiel nach einem Jahr — ist nicht zwangsläufig die Revision indiziert. Bei etwa jedem zweiten Patienten mit einem Spätverschluß tritt die trophische Störung oder der permanente Ruheschmerz nicht wieder auf. Somit entfällt der Zwang zur Revision.

Die Aufgabe der Radiologie ist es, Kriterien herauszuarbeiten, die etwas über die Prognose des cruralen Bypass aussagen. Es geht dabei um die Frage, ob es Zeichen gibt, die bei einem evtl. Reverschluß eine Revision als unsinnig erscheinen lassen.

Fall 6: Abstromgeschwindigkeit

Der 6. Fall ist ein Beispiel, bei dem im Januar 1980 ein lateraler Anterior-Bypass rechts implantiert wurde. Er funktioniert bis jetzt fast vier Jahre (PTFE-Prothese 6 mm Durchmesser; s. Abb. 17 u. 18).

Ein Jahr nach diesem Eingriff zwang der permanente Ruheschmerz links zur Rekonstruktion.

Abb. 19 zeigt die distale Anastomose des rechten lateralen Anterior-Bypass und am linken Unterschenkel als einziges crurales Gefäß ebenfalls die Arteria tibialis anterior (Gesetz der Symmetrie). Es kommt die Mediaverkalkung der anderen Unterschenkelgefäße gut heraus. In diesem Fall besteht kein Zweifel an der eindeutigen Indikation zum Anterior-Bypass.

Acht Wochen später Reverschluß — Thrombektomie. Nach vier Wochen Reverschluß — Thrombektomie.

Wir fanden jedesmal keinen Grund für die Rezidivverschlüsse. Im Endeffekt mußte der Patient im Oberschenkelniveau amputiert werden.

Der radiologische Erklärungsversuch lautete:

1. Auf dem Monitor sah man, wie das Kontrastmittel sich nur sehr langsam in die Peripherie bewegte. Das Kontrastmittel „kroch".
2. Man sieht keine kleinen Gefäße abzweigen (Abb. 20).

Möglicherweise sind dies zwei radiologische Zeichen für den im Schrifttum so oft zitierten „schlechten run off".

Als Schlußbemerkung sei in Anbetracht von Abb. 19 und 20 darauf hingewiesen, daß man nur nach radiologischen Kriterien nicht ohne weiteres versteht, warum am rechten Bein der Bypass so lange problemlos funktioniert und am linken Bein kein technischer Fehler gefunden werden konnte.

34 Prognose des cruralen Bypass

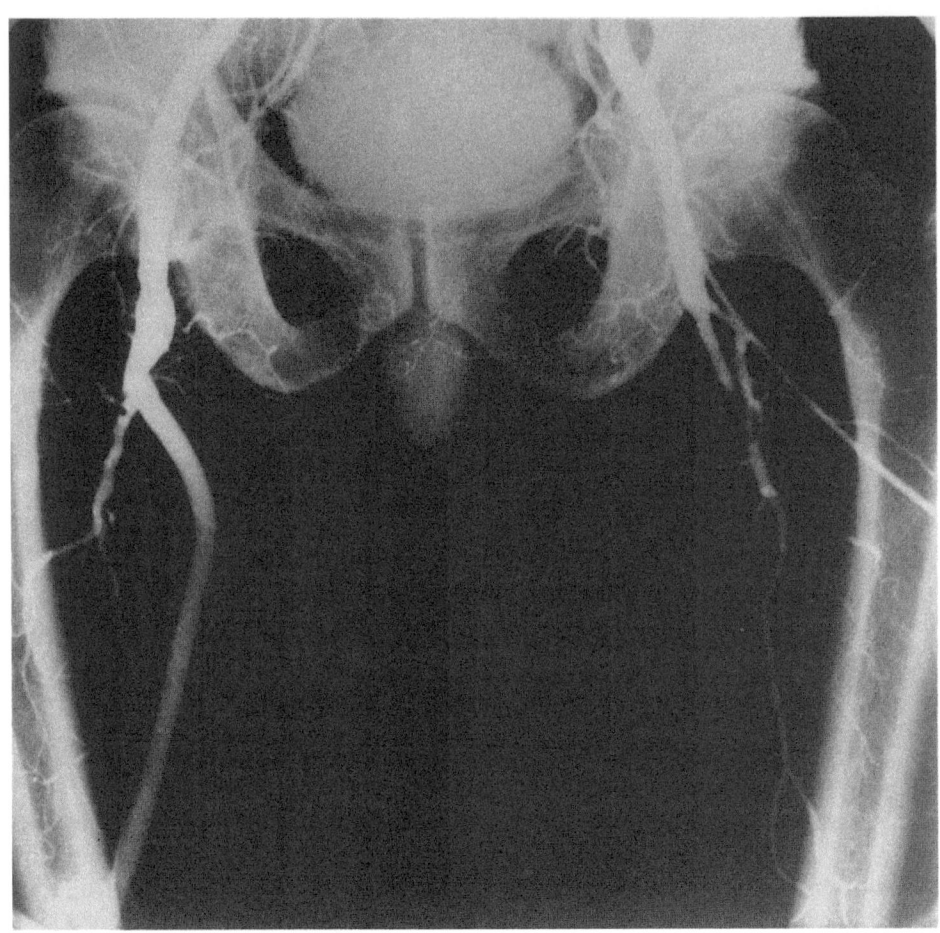

Abb. 17

Fall 6: Abstromgeschwindigkeit 35

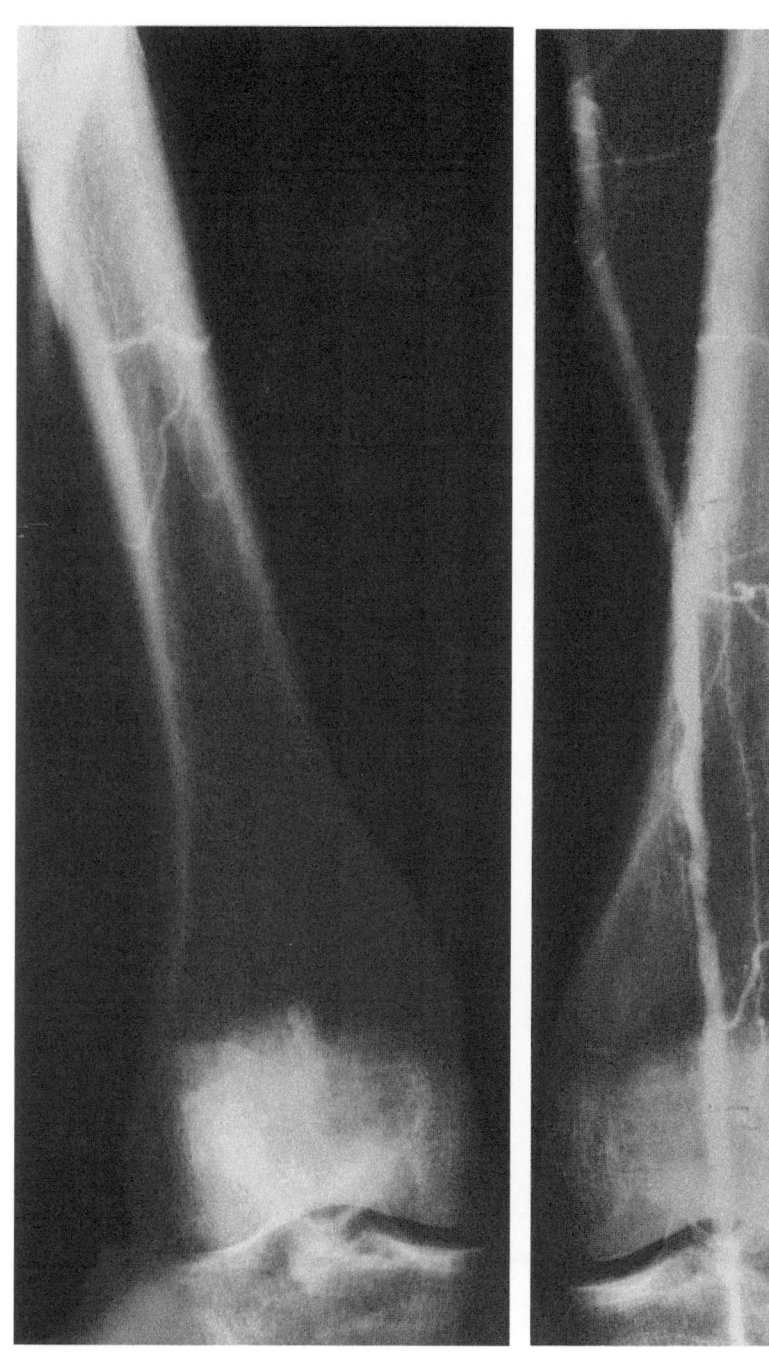

Abb. 18

36   Prognose des cruralen Bypass

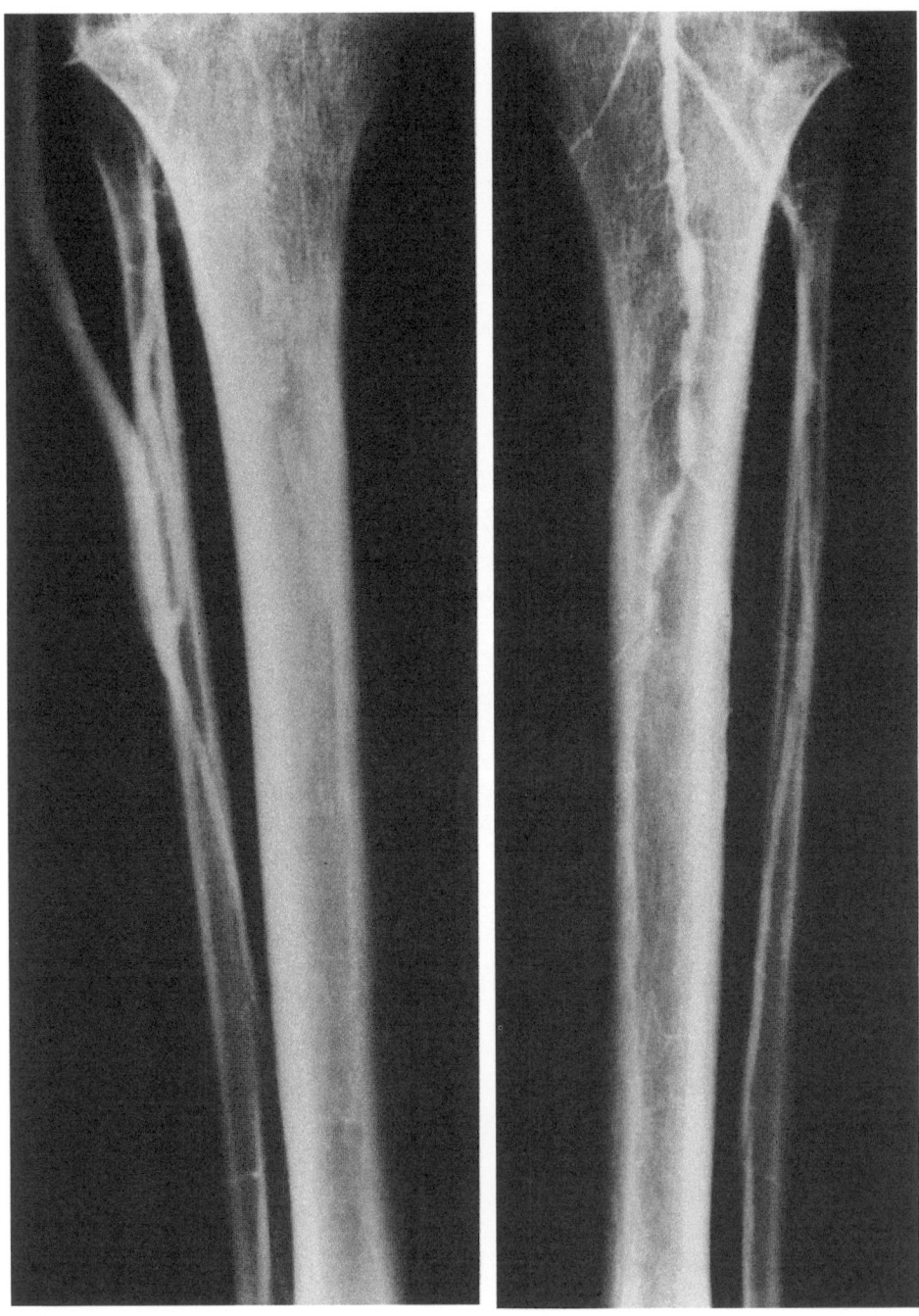

Abb. 19

Fall 6: Abstromgeschwindigkeit 37

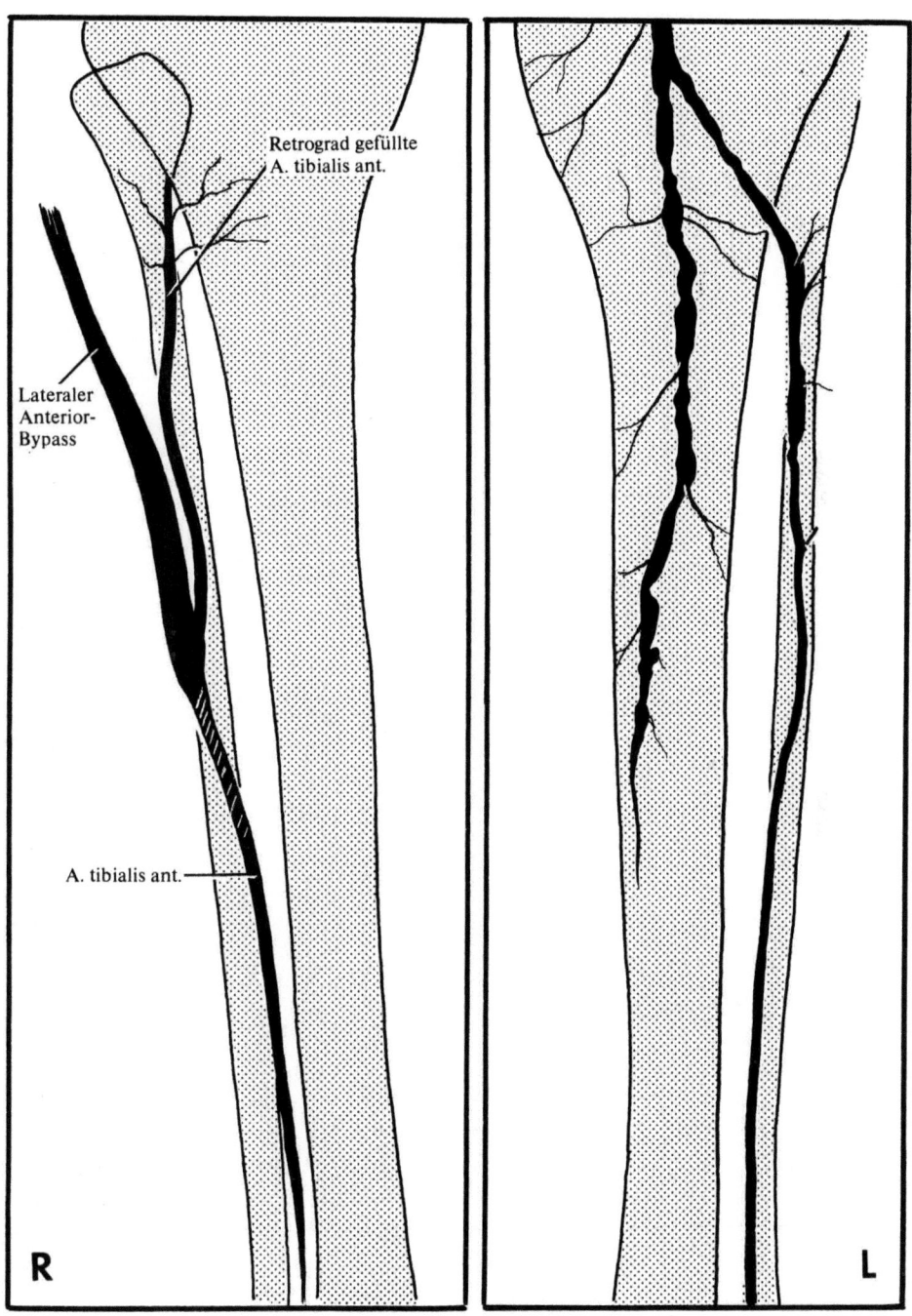

Abb. 19'

38   Prognose des cruralen Bypass

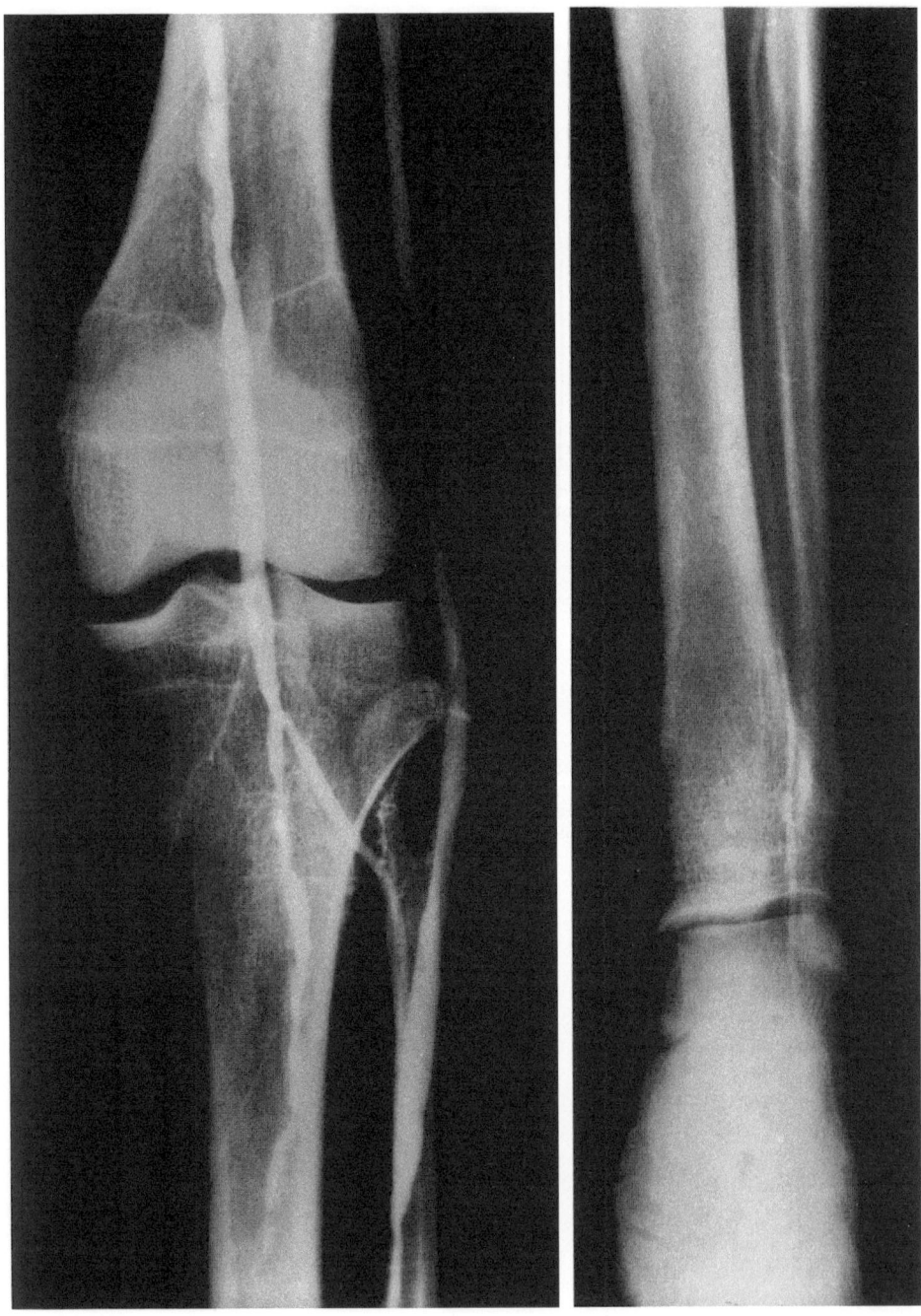

Abb. 20

Fall 7: Anschlingtrauma

Die Prognose des cruralen Bypass hängt entscheidend von der korrekten Naht der distalen Anastomose ab. Diese Selbstverständlichkeit muß betont werden, da das Gelingen der Naht nicht nur vom Chirurgen, sondern auch von der Wandbeschaffenheit des Gefäßes bestimmt wird.

Mit dem 7. Beispiel soll auf das Problem näher eingegangen werden. In Abb. 21 sieht man im üblichen Strahlengang einen lateralen Anterior-Bypass. Auf dem Monitor konnte man den schnellen Kontrastmittelabstrom beobachten. Die orthograde und retrograde Kontrastmittelfüllung der Arteria tibialis anterior war etwa gleich schnell, und über den retrograden Weg stellte sich die Arteria tibialis posterior dar.

Nach diesen Kriterien bestand eine gute Funktion der distalen Anastomose, obwohl man im Röntgenbild eine Taille und am Übergang zwischen Prothese und Gefäß einen merkwürdigen strichförmigen Schatten sieht.

Aufschlußreich ist in so einem Fall der *seitliche Strahlengang* (siehe Abb. 22): proximal ist eine hochgradige Enge zu sehen. Wir deuten das als Anschlingtrauma. An dieser Stelle wurde das Gefäß während der Naht okkudiert. Das Anschlingtrauma hat höchstwahrscheinlich zum Ausbrechen eines arteriosklerotischen Plaques geführt.

Den V-förmigen Schatten am Übergang zwischen Prothese und Gefäß können wir nicht sicher deuten. Er könnte möglicherweise durch die Raffung der Adventitia durch den Faden der fortlaufenden Naht am distalen Anastomosenpunkt bedingt sein.

40 Prognose des cruralen Bypass

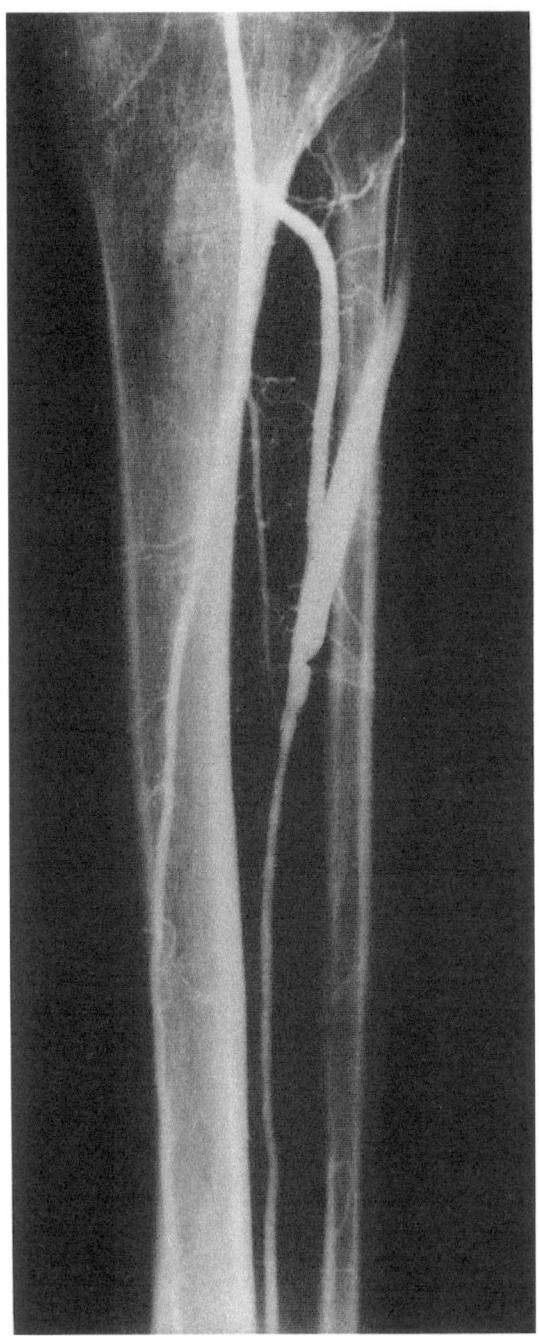

Abb. 21

Fall 7: Anschlingtrauma 41

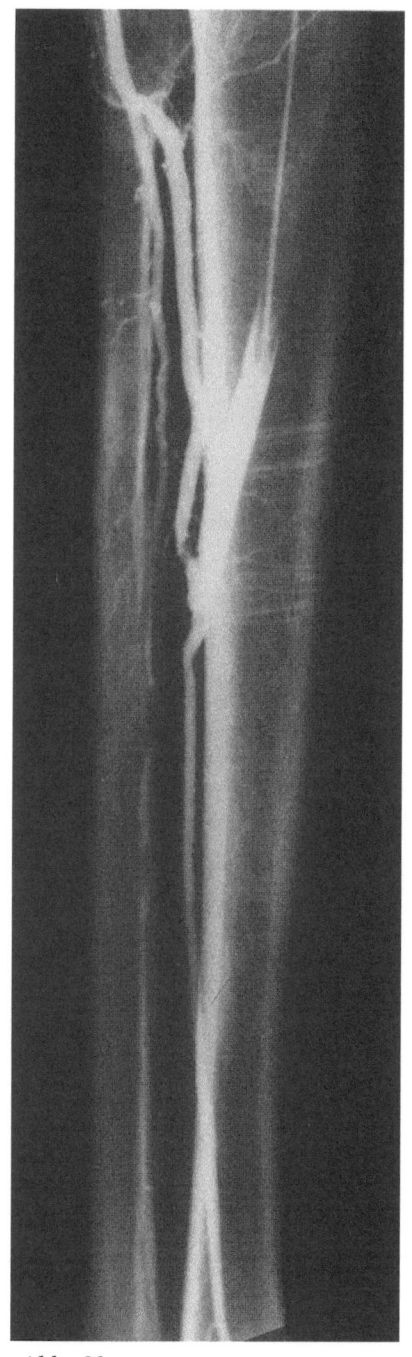

Abb. 22

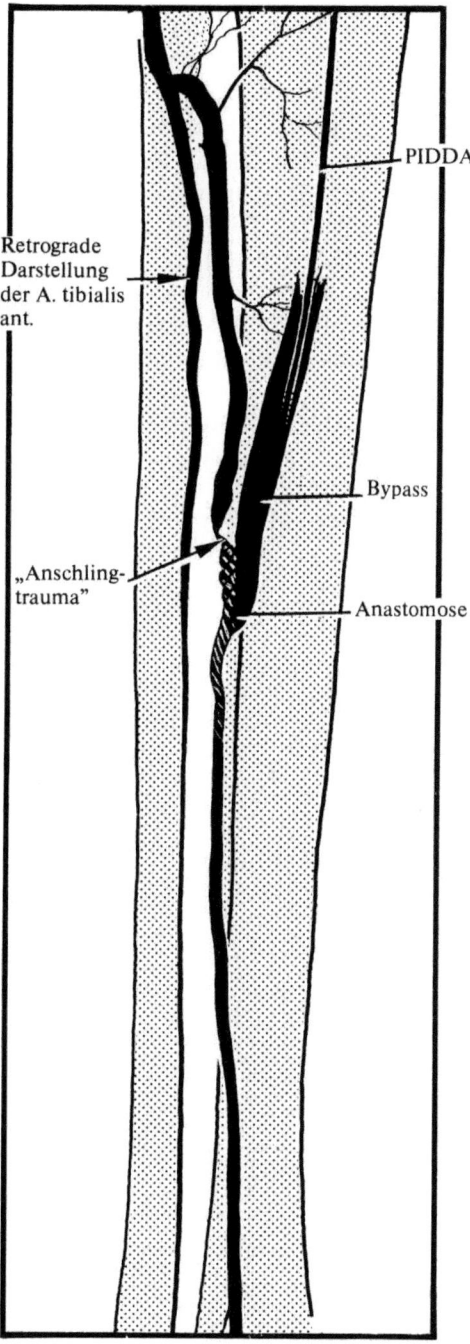

Abb. 22'

42   Prognose des cruralen Bypass

Fall 8: Schichtungsphänomen

Abb. 23 zeigt einen lateralen Anterior-Bypass zu dem Thema Prognose.

Trotz der sehr kleinkalibrigen und in ganzer Länge hochgradig veränderten Empfängerarterie funktionierte der Bypass regelrecht.

Abb. 24 ist ein Bild derselben Untersuchung im seitlichen Strahlengang. Hier zeigt sich ein sogenanntes „Schichtungsphänomen". Das Kontrastmittel fließt derartig langsam ab, daß Blut und Kontrastmittel Zeit finden, sich der Schwere nach übereinander zu schichten. Dieses Kriterium, das man nur gut im seitlichen Strahlengang sieht, ist für uns ein radiologisches Zeichen des untauglichen „run off".

Bei einem Verschluß würden wir keine Revision empfehlen. Der Bypass in unserem Beispiel funktionierte drei Monate.

Lehre aus Fall 7 und 8: der seitliche Strahlengang bringt wichtige Informationen über die zu erwartende Funktion des Bypass.

Fall 8: Schichtungsphänomen

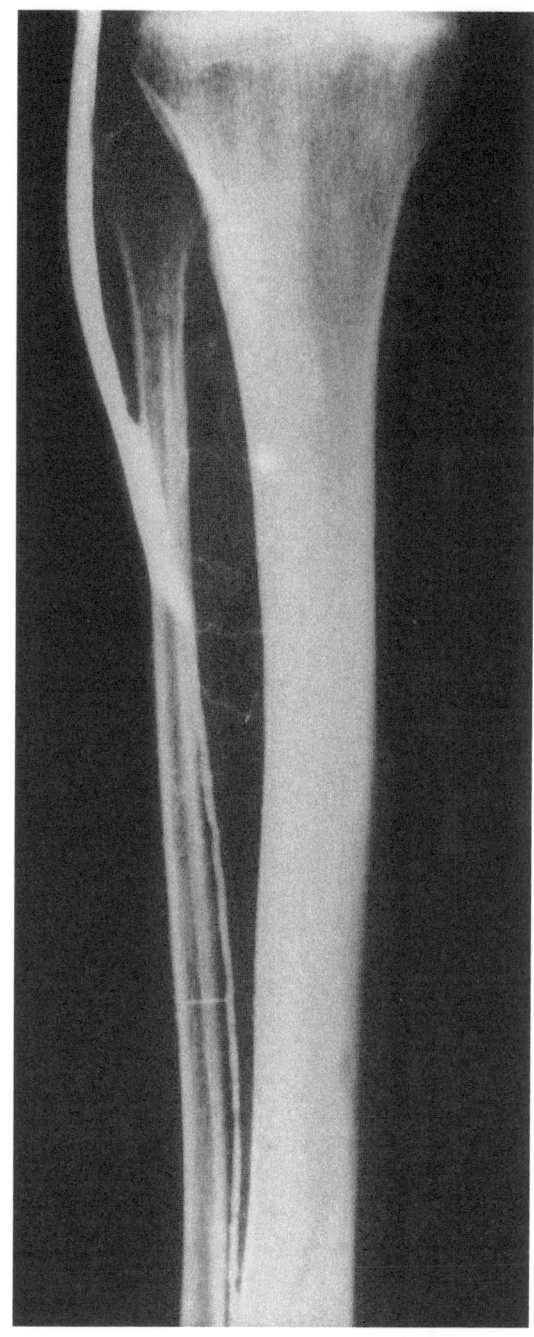

Abb. 23

44 Prognose des cruralen Bypass

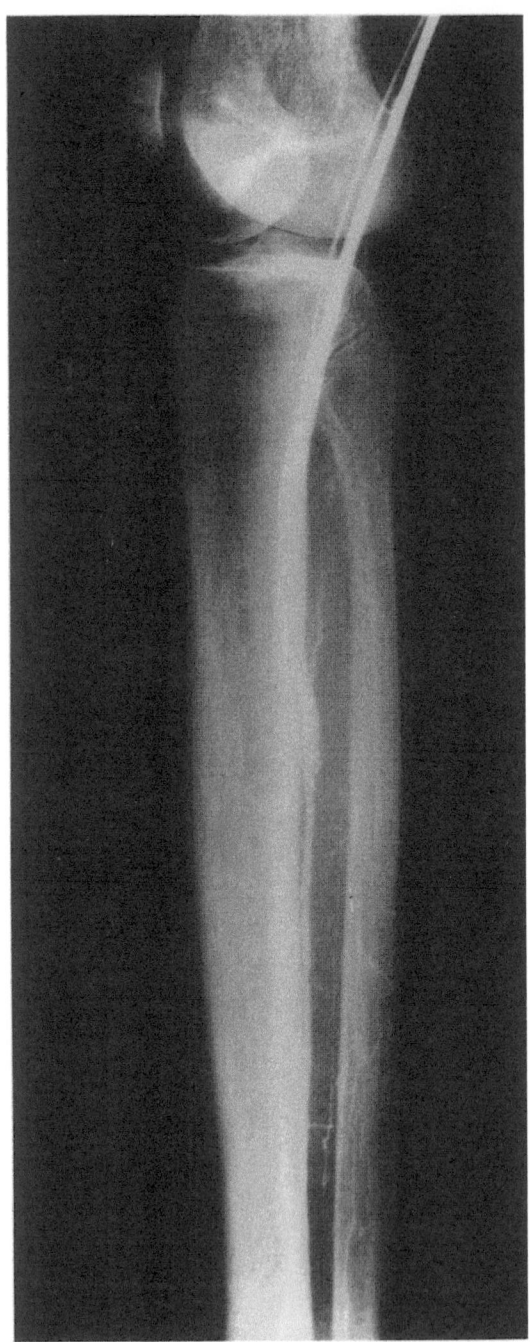

Abb. 24

Fall 8: Schichtungsphänomen 45

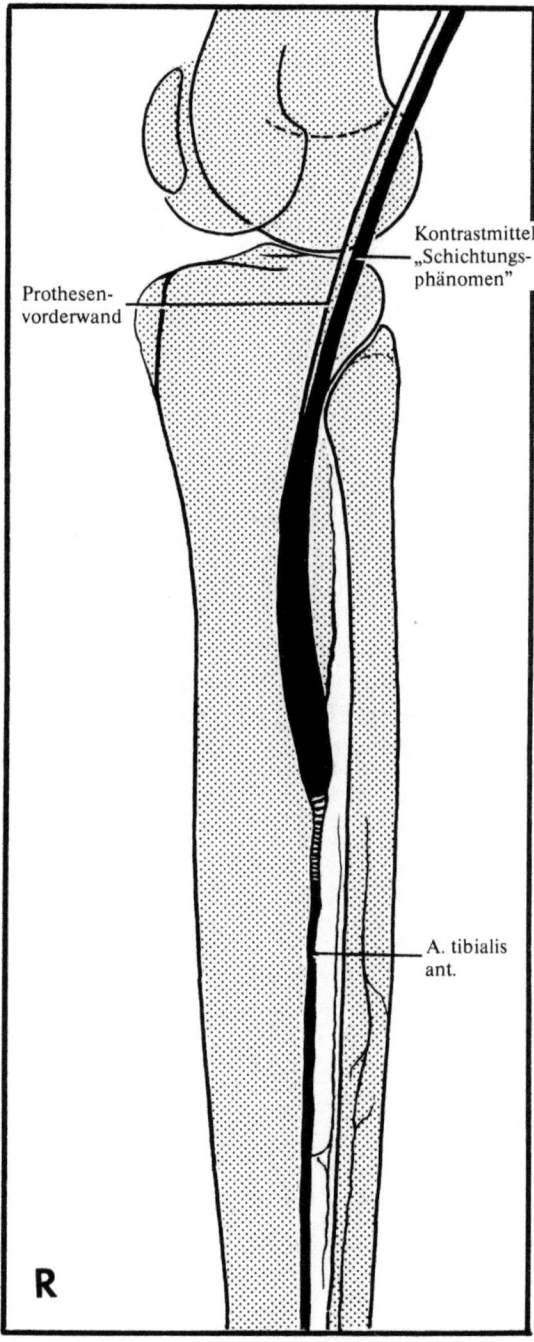

Abb. 24'

Fall 9: Probleme der distalen Anastomose

Die distale Anastomose haben wir jahrelang *End-zu-Seit* angelegt.

Abb. 25 gibt ein Beispiel, daß sich ein Teil der Arterie verschließen kann. In diesem Fall ist es der antegrade Teil der Empfängerarterie, der aus unserer Sicht wesentlich bedeutsamer ist.

Ursachen können u. a. Embolie, fortschreitende Arteriosklerose und die Folgen eines Anschlingtraumas sein.

In Abb. 25 zeigt das 9. Beispiel, daß der Abstrom durch den retrograden Fluß gewährleistet sein kann.

Zum Zeitpunkt der Angiographie bestand bei diesem Patienten kein Grund zur Intervention, da das Bein nicht bedroht war. Nach mehreren Monaten kam es zum Verschluß. Es wurde jetzt ein Bypass auf die Arteria fibularis angelegt, die sich über Kollateralen recht gut darstellte.

Es gibt allerdings gute Gründe, die Anastomose End-zu-End anzulegen. Der wichtigste Grund ist die ungünstige Wandbeschaffenheit der Arterie, die bei dem Versuch der Längsarteriotomie aufblättert. Ein Lumen ist dann nur schwer erkennbar.

Setzt man so eine Arterie quer ab, ist das Lumen deutlich sichtbar. Jetzt kann eine kleine Längsarteriotomie mit sauberen Schnittkanten durchgeführt werden. Die angeschrägte End-zu-End-Anastomose kann in Relation zum Material leicht hergestellt werden (s. Fall 22).

Fall 9: Probleme der distalen Anastomose

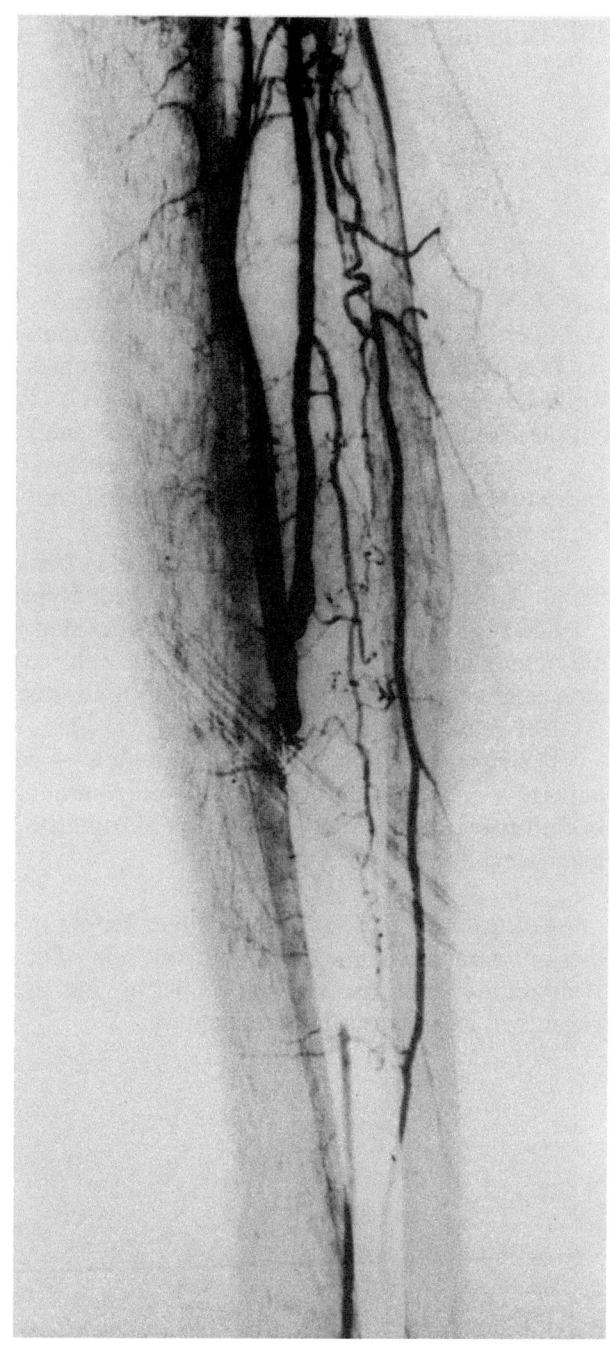

Abb. 25

2.4 Begründung der berechtigten Amputation

Fall 10: Keine Revisionsmöglichkeit

Die postoperative radiologische Dokumentation ist nicht nur eine Entscheidungshilfe für eine evtl. notwendig werdende Revision, sondern auch ein wichtiger Beitrag für eine gut begründete Amputation.

Das 10. Beispiel zeigt die Angiogramme eines jungen Mannes mit extremen Ruheschmerzen im linken Bein. Auf der Abb. 26 sieht man kein brauchbares crurales Gefäß. Eine Amputation wird von dem Patienten strikt abgelehnt.

Aus diesem Grund Probefreilegung der Arteria tibialis anterior wegen des dargestellten „Anteriorbäumchens", obwohl mit der Dopplersonde nichts zu hören war.

Bei der Probefreilegung fanden wir die offene Arteria tibialis anterior, auf die in typischer Weise ein lateraler Anterior-Bypass aufgenäht wurde.

Die postoperative Dokumentation über den PIDDA-Katheter zeigte, daß die Arterie nach ca. 15 cm wieder verschlossen war. Das Bild von der Knöchelregion zeigt keine crurale Struktur, sondern nur noch Kollateralen (Abb. 27).

Der Bypass funktionierte 41 Tage.

In dieser Zeit gelang es, den Patienten — der wiederholt Suizidabsichten äußerte — aus seiner depressiven Verstimmung herauszuführen und so zu beeinflussen, daß er die Amputation akzeptierte. Er konnte nach der Ablatio genu rehabilitiert werden.

Konsequenz: Ein sehr kurzfristiger Erfolg in der Gefäßoperation kann im Gesamttherapieschema auch sinnvoll sein. Die Tatsache, daß letztlich die Amputation nicht abzuwenden ist, ist für uns in vielen Fällen kein Argument gegen den Rekonstruktionsversuch.

Fall 10: Keine Revisionsmöglichkeit

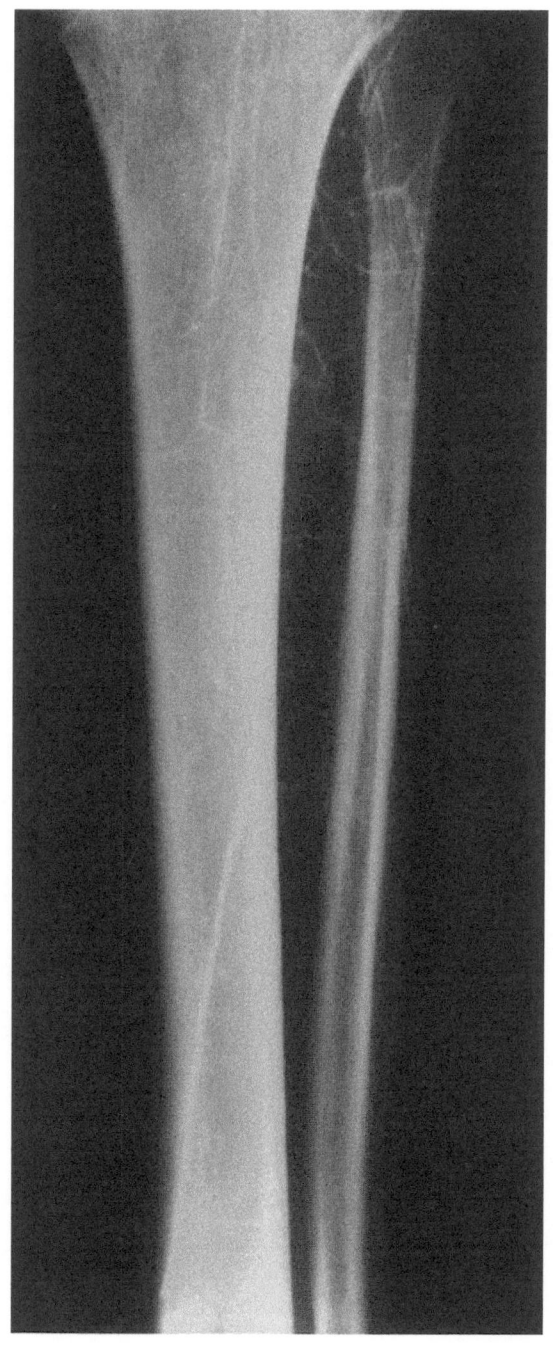

Abb. 26

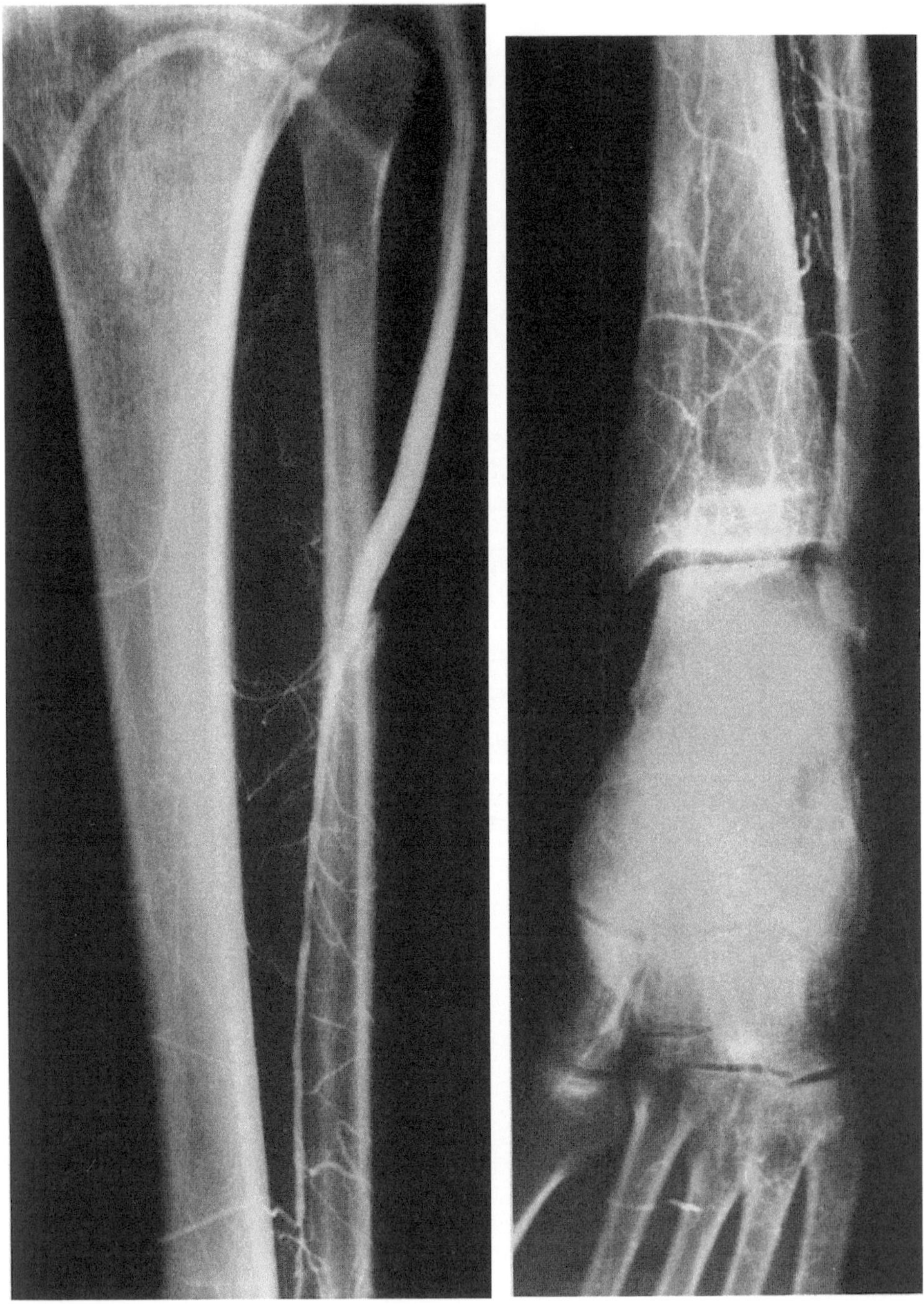

50 Begründung der berechtigten Amputation

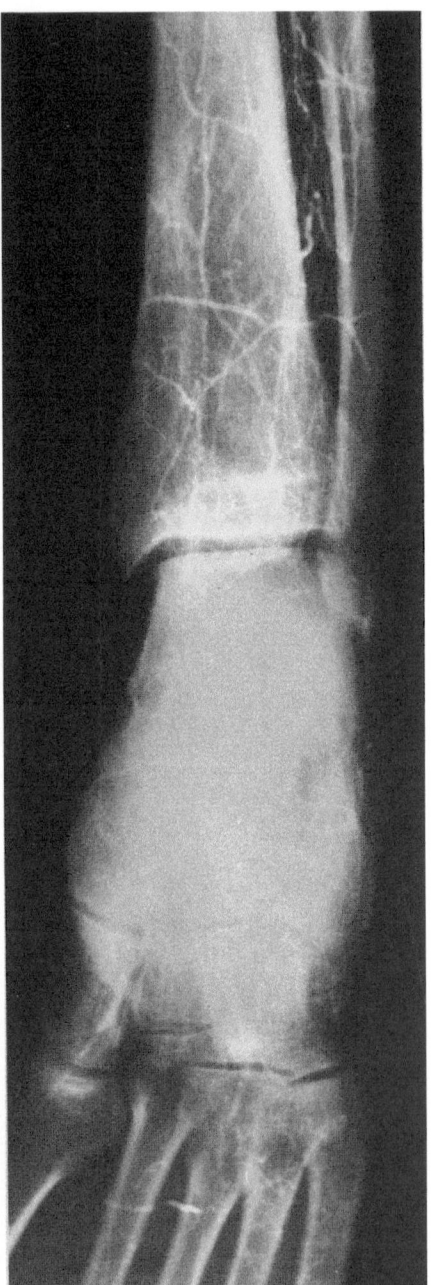

Abb. 27

Fall 10: Keine Revisionsmöglichkeit

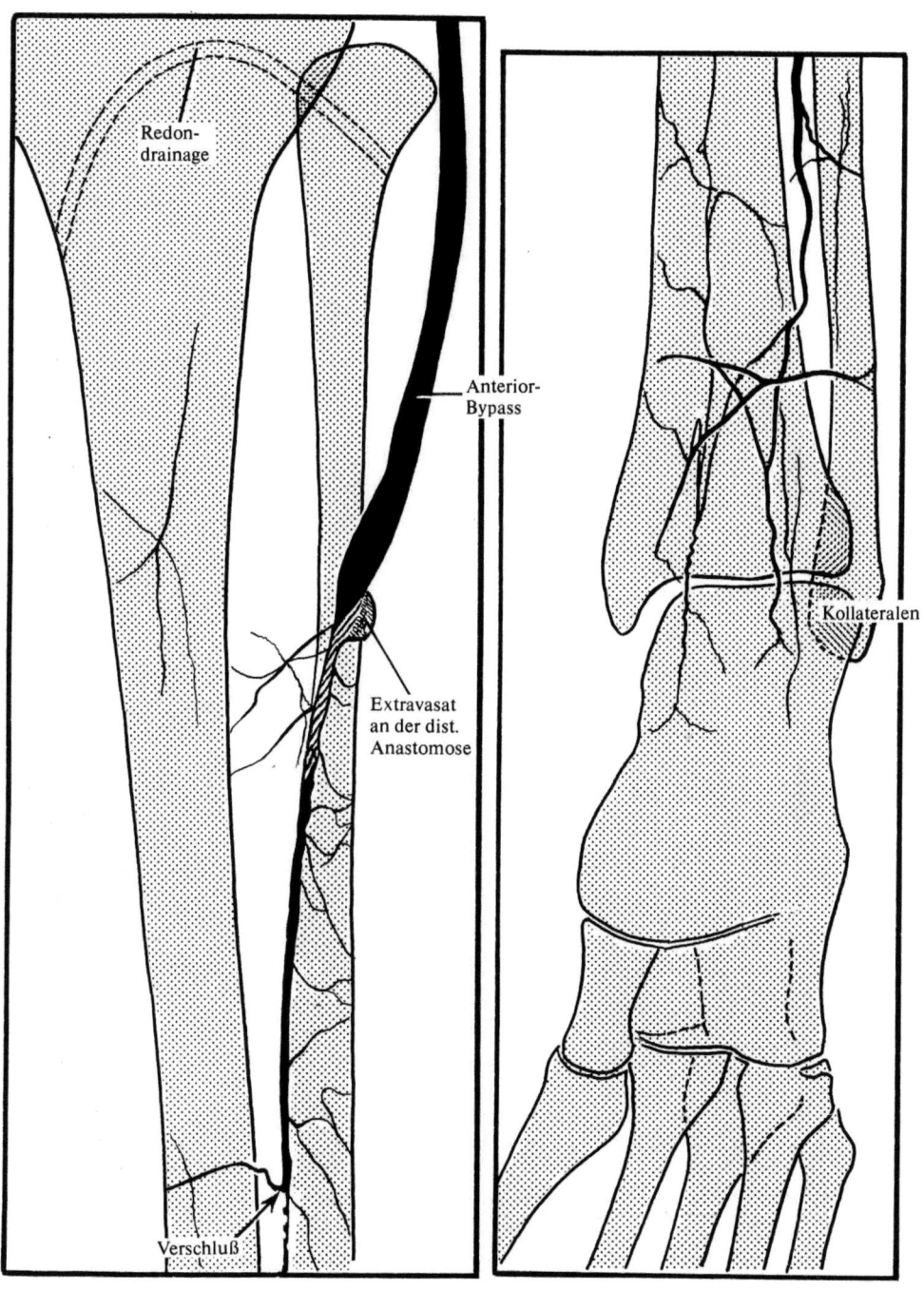

Abb. 27'

2.5 Carotisstenose und crurale Rekonstruktion

Bei gesicherter hämodynamischer Stenose der Carotis interna wird immer zuerst die Carotisstenose gefäßchirurgisch angegangen. Dabei wird eine Stenose von mehr als 80% auch ohne klinische Symptomatik vor der peripheren Rekonstruktion saniert.

Fall 11: Medialer Fibularis-Bypass

Nekrose aller Zehen am linken Fuß. In den letzten acht Wochen wiederholt Amaurosis fugax am linken Auge.
  Die Aortenbogenangiographie zeigt eine hochgradige Carotis interna-Stenose links (Abb. 28).
  Vor dem Erhaltungsversuch der Extremität wird die linke Carotisgabel desobliteriert.
  Die bilaterale Beinangiographie zeigt einen kurzstreckigen Verschluß der Arteria femoralis superficialis rechts (Abb. 29). Am Unterschenkel sind Arteria fibularis und Arteria tibialis posterior dargestellt (Abb. 30).
  Am betroffenen linken Bein ist die Arteria femoralis superficialis über eine längere Distanz verschlossen. Am Unterschenkel stellt sich nur noch die Arteria fibularis dar (Abb. 31).
  Der Fibularis-Bypass vermochte einen belastungsfähigen Fuß zu erhalten (Abb. 32).
  Die Güte des *Rete malleolare* ist für den Fibularis-Bypass besonders wichtig.
  Je besser der Plantarbogen, je besser die Verbindung der cruralen Arterien durch das Rete malleolare, desto besser ist sicherlich das Langzeitergebnis in der cruralen Chirurgie. Abb. 32 soll dafür ein Beispiel sein.
  Abb. 33 zeigt noch einmal denselben Fibularis-Bypass im seitlichen Strahlengang.

  Konsequenz aus diesem Fall: Die Bedeutung der Carotischirurgie als Schlaganfallprophylaxe wird durch eine bedrohte Extremität nicht geschmälert. Einen Tag Zeit hat man eigentlich immer, sonst müßte man über eine simultane Rekonstruktion nachdenken.

54 Carotisstenose und crurale Rekonstruktion

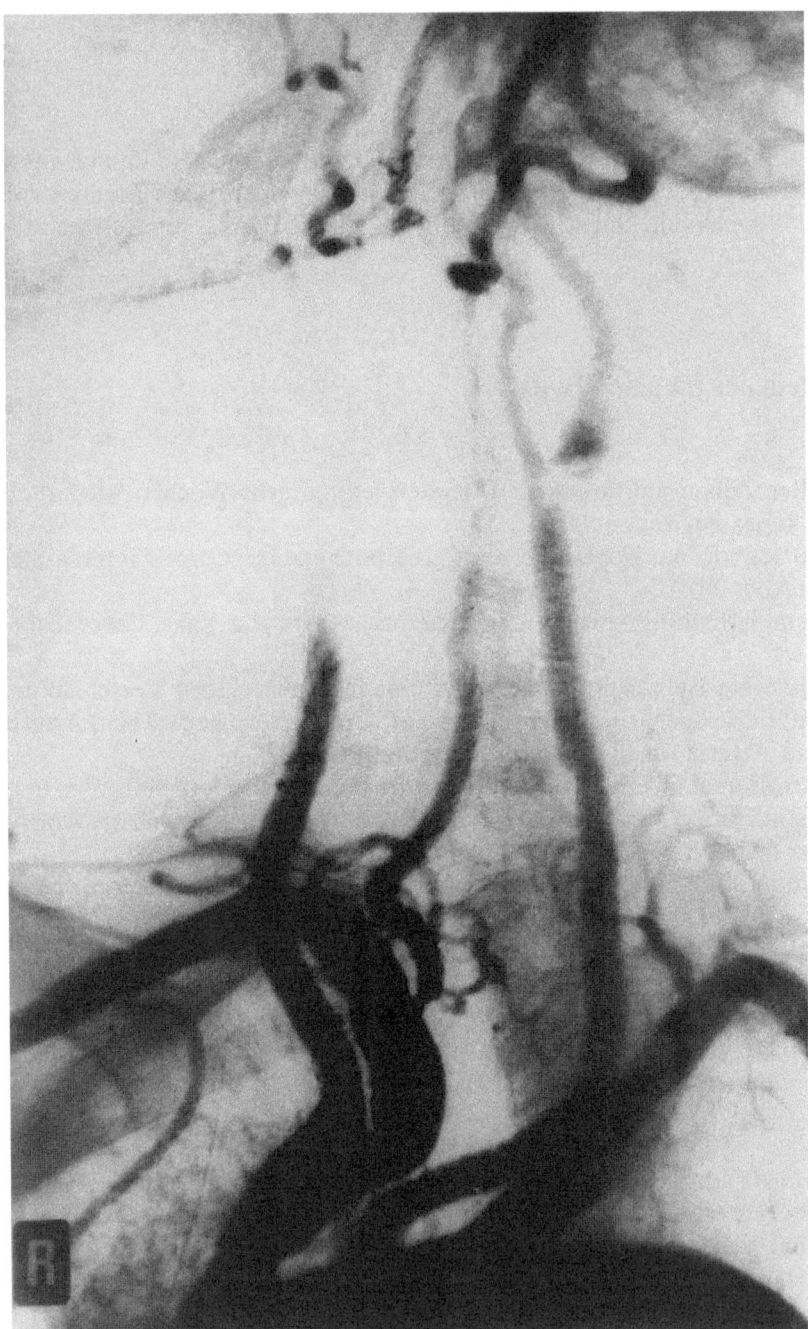

Abb. 28

Fall 11: Medialer Fibularis-Bypass 55

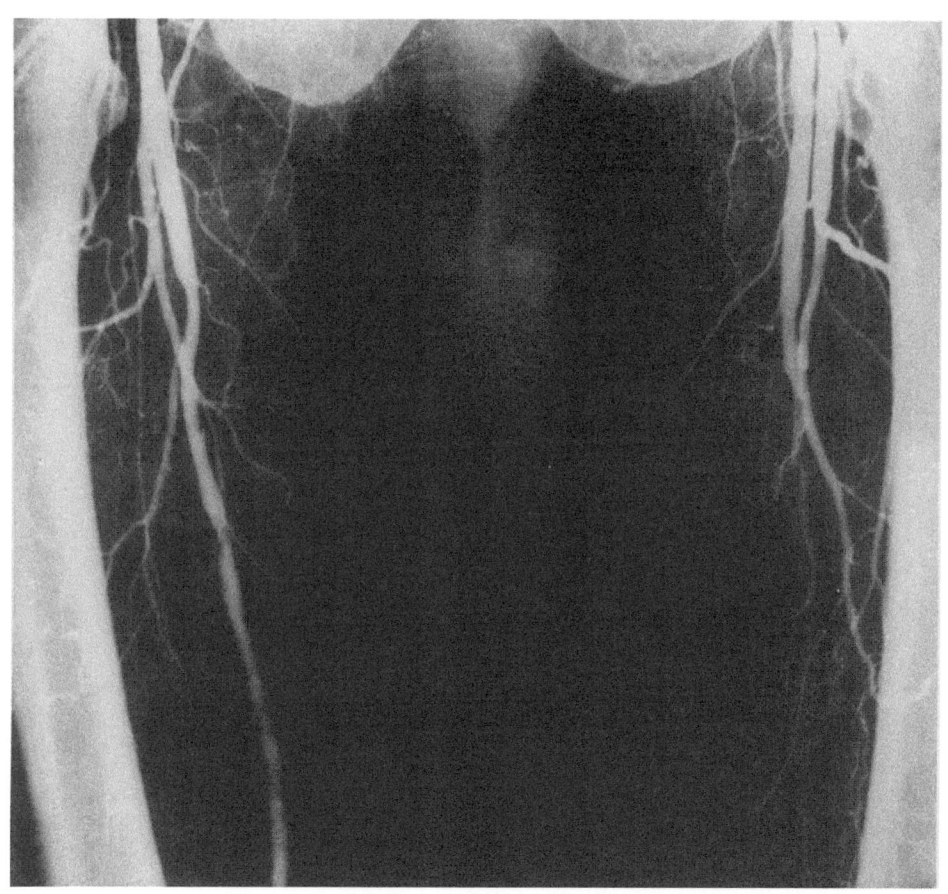

Abb. 29

56 Carotisstenose und crurale Rekonstruktion

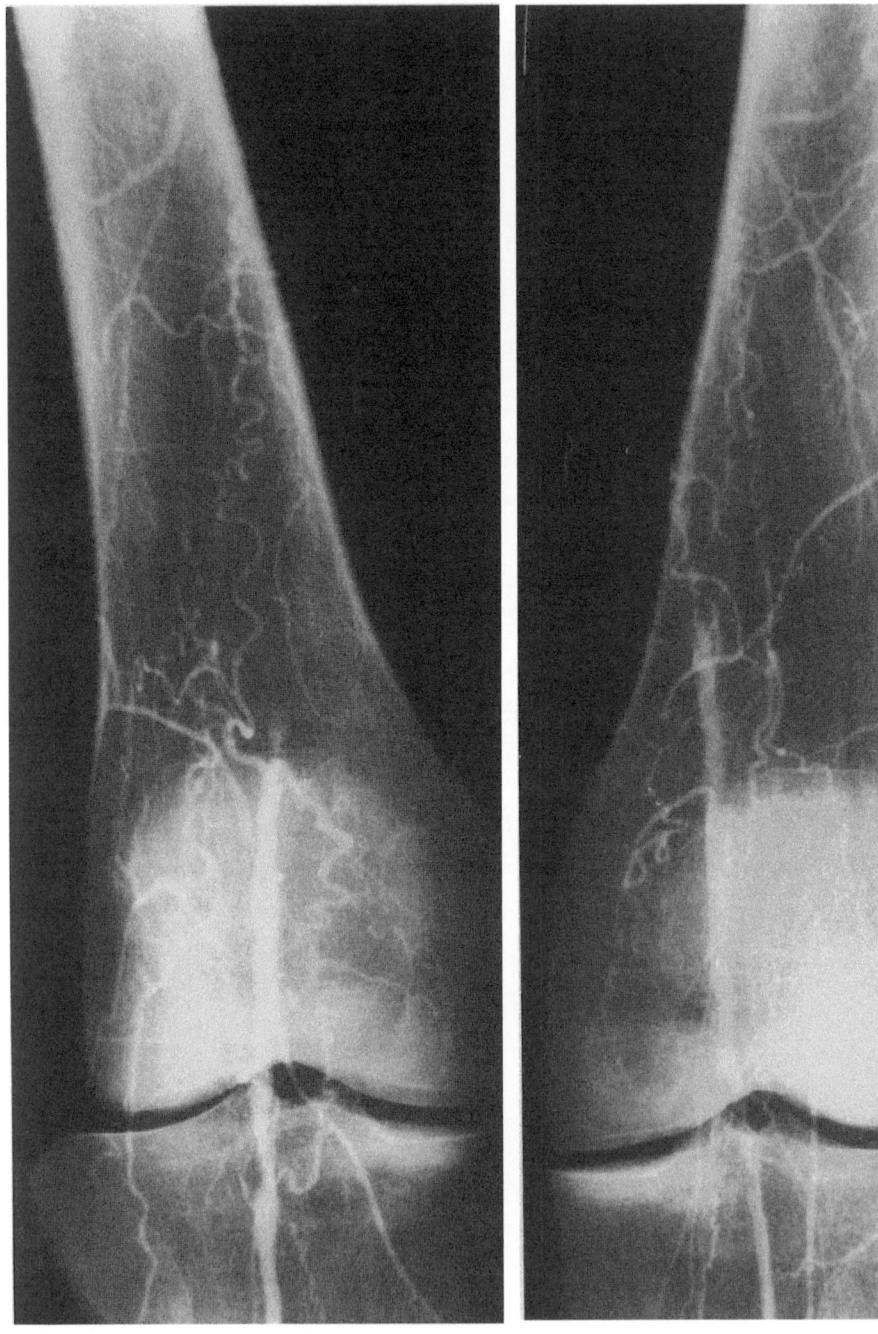

Abb. 30

Fall 11: Medialer Fibularis-Bypass 57

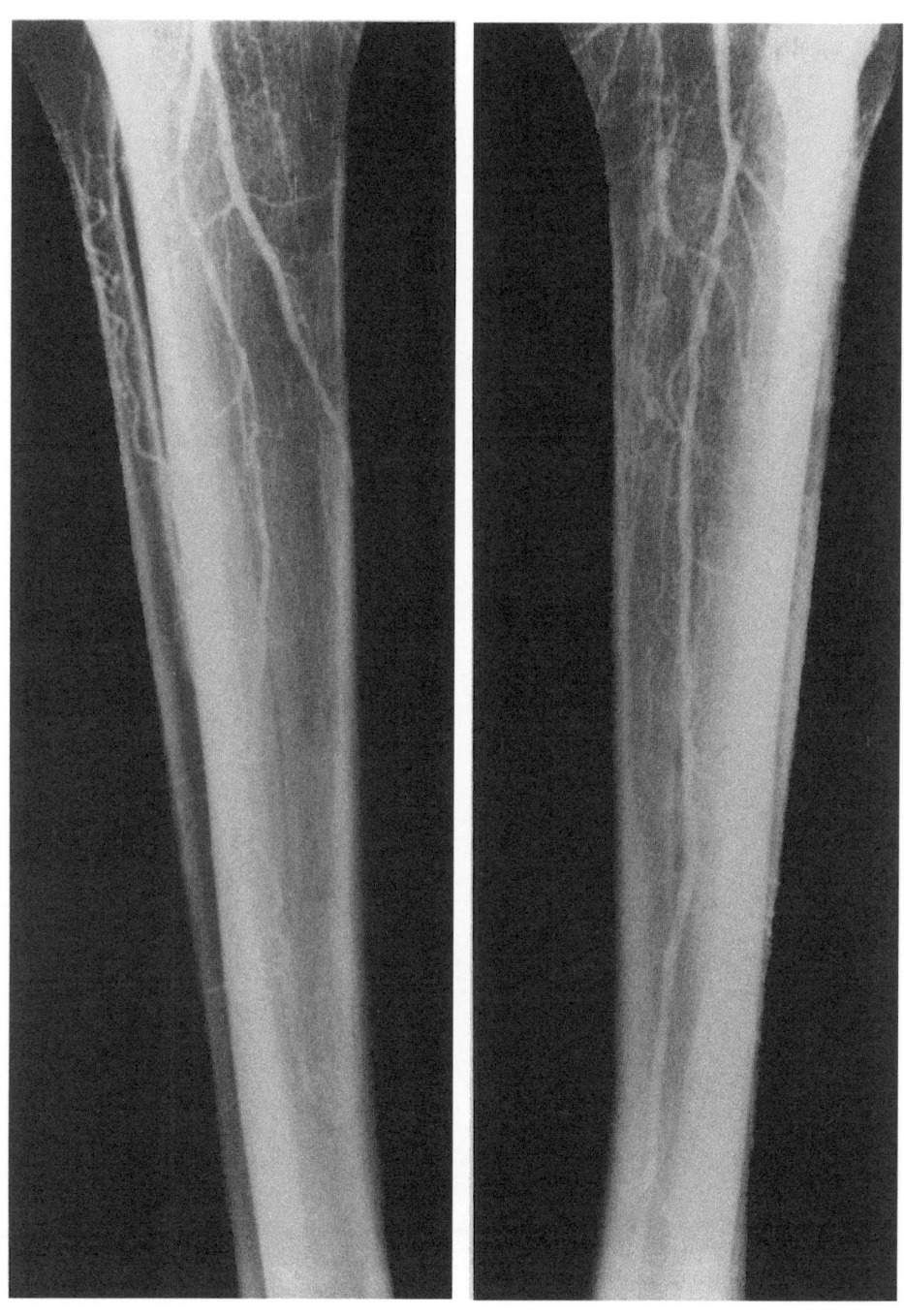

Abb. 31

58 Carotisstenose und crurale Rekonstruktion

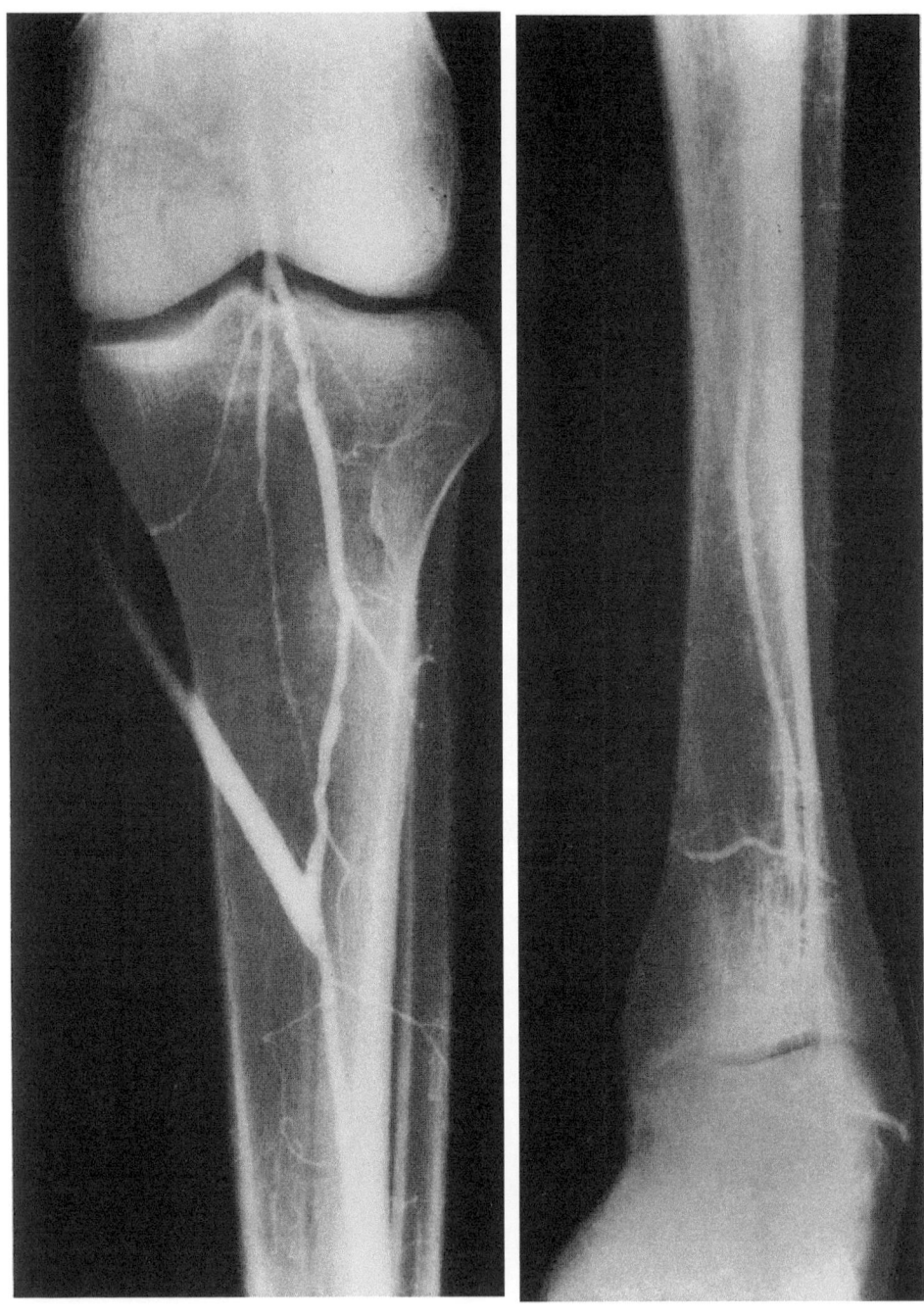

Abb. 32

Fall 11: Medialer Fibularis-Bypass   59

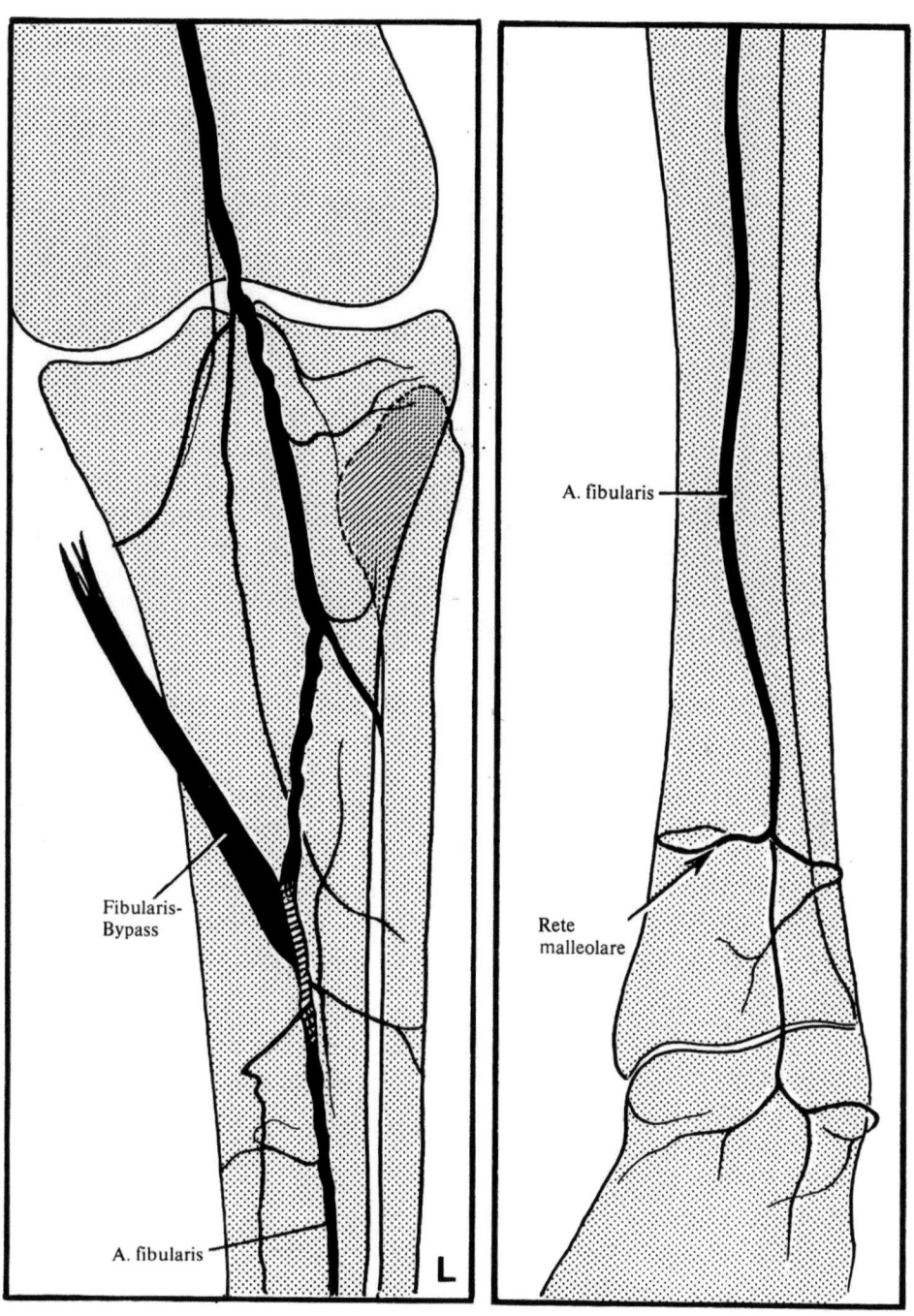

Abb. 32'

60   Carotisstenose und crurale Rekonstruktion

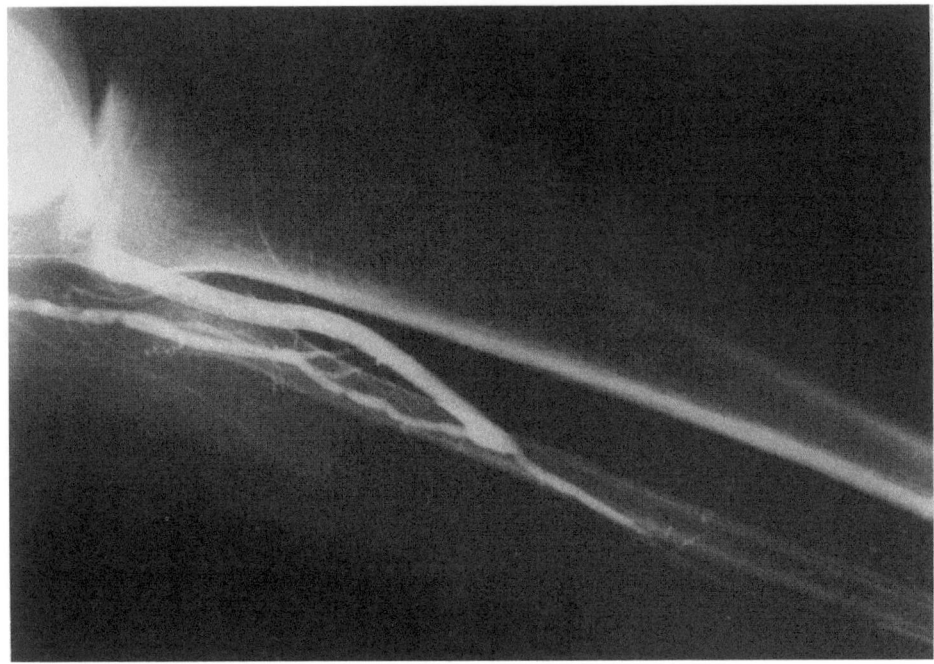

Abb. 33

2.6 Der laterale Zugang

Bisher wurden einige Beispiele für den Fibularis-Bypass gezeigt.
Er gilt unter den cruralen Bypass-Formen als die schwierigste Variante. Das trifft dann zu, wenn man den medialen Zugang wählt oder wählen muß. Der tiefe, ungünstige Situs hinter der Tibia erschwert eine korrekte Präparation und die Anastomosennaht.
Der laterale Zugang — etwa wie beim lateralen Anterior-Bypass — mit Resektion von ca. 8 cm Fibula erlaubt einen übersichtlichen, bequemen Zugang zur Arterie.

Fall 12: Lateraler Fibularis-Bypass

Abb. 34 zeigt das präoperative Angiogramm des 12. Falls. Zustand nach mehrfacher Amputation und Nachamputation am 5. Strahl wegen sogenannter „diabetischer" Gangrän. Die einzig dargestellte Unterschenkelarterie läßt nur eine einzige Form der Rekonstruktion als Erhaltungsversuch zu: einen Bypass auf die Arteria fibularis.
Abb. 35 zeigt das postoperative Angiogramm des gut funktionierenden Bypass.
Die Patienten haben keinerlei Mißbehagen durch die partiell fehlende Fibula, wenn die Syndesmose intakt ist.

62 Der laterale Zugang

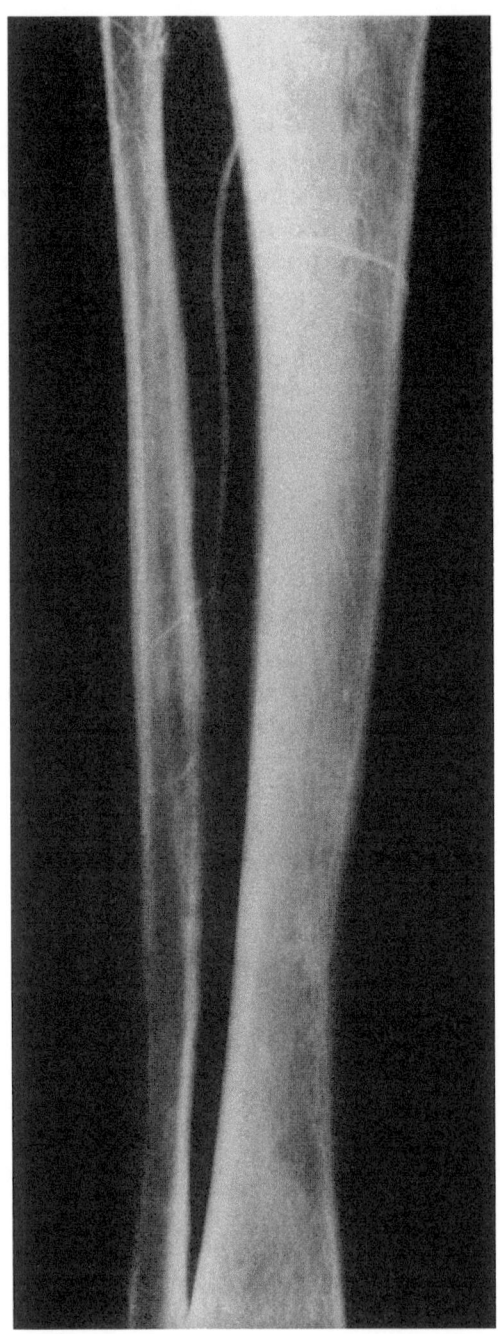

Abb. 34

Fall 12: Lateraler Fibularis-Bypass

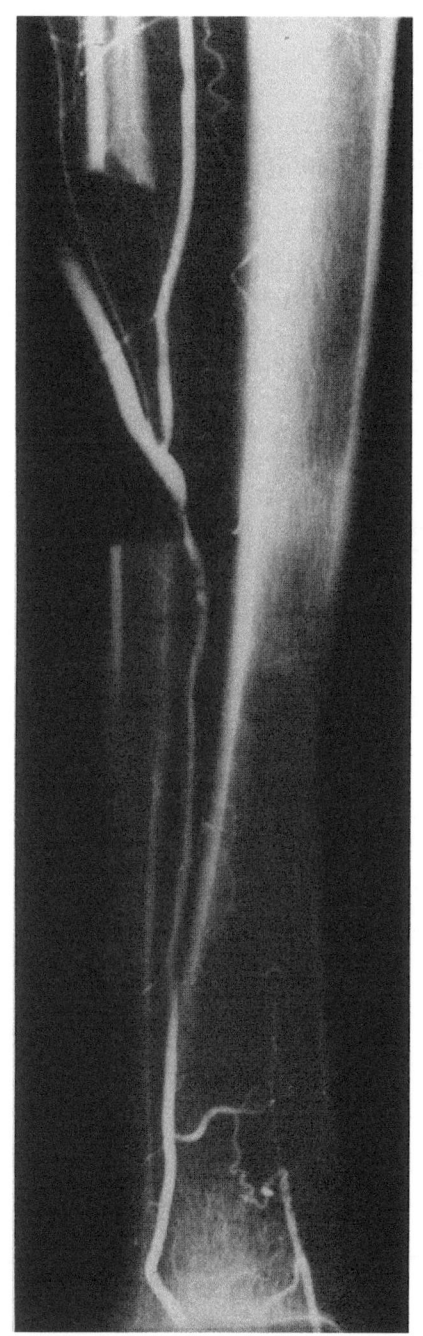

Abb. 35

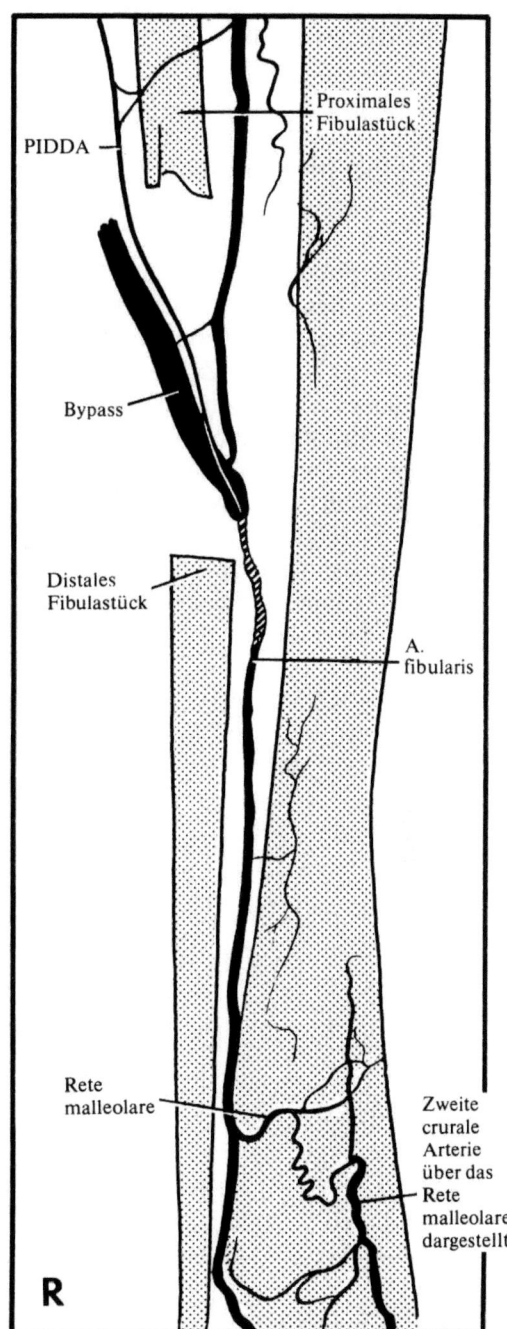

Abb. 35'

2.7 Frühverschluß

Fall 13: Operative Revision nach Streptokinase-Therapie

Der 13. Fall dokumentiert einen Frühverschluß eines Anterior-Bypass.

Mit Hilfe des PIDDA-Katheters wurde versucht, durch intraarterielle Lyse mit Streptokinase die Thromben aufzulösen.

Abb. 36 ist zu einer Zeit gewonnen, wo schon beträchtliche Mengen Blutes aus der Unterschenkelwunde verlorengegangen waren. Aufgrund dieser Blutung mußte die Streptasetherapie aufgegeben werden. Der Abstrom in die Unterschenkelarterie war zu dieser Zeit noch nicht wieder hergestellt.

Aus diesem Grund war die operative Revision indiziert.

Abb. 37 zeigt das postoperative Ergebnis. Die Arteria tibialis anterior ist wieder durchgängig. Das gut dargestellte Rete malleolare spricht für eine einwandfreie Funktion des Bypass.

Fall 13: Operative Revision nach Streptokinase-Therapie

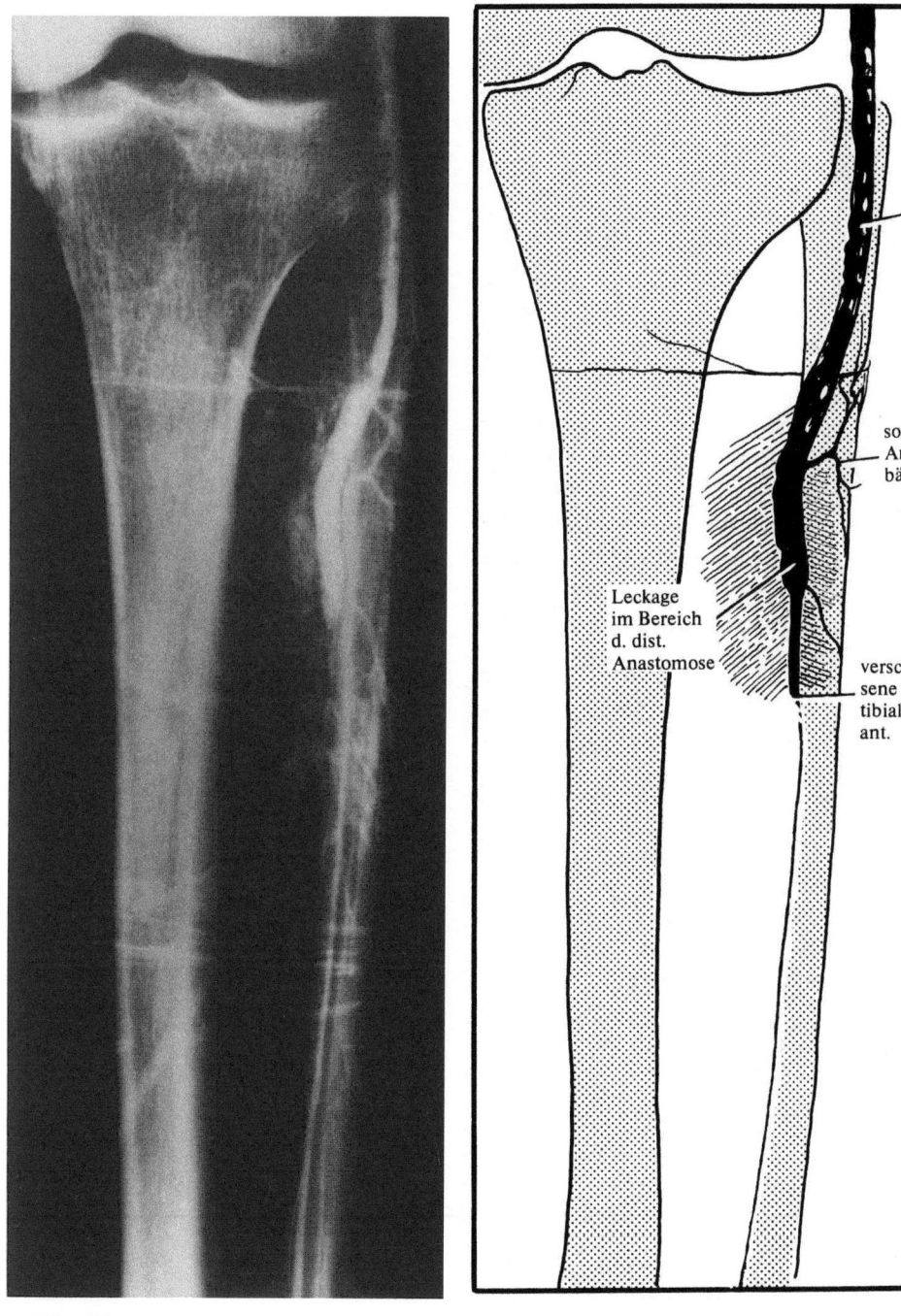

Abb. 36   Abb. 36'

66 Frühverschluß

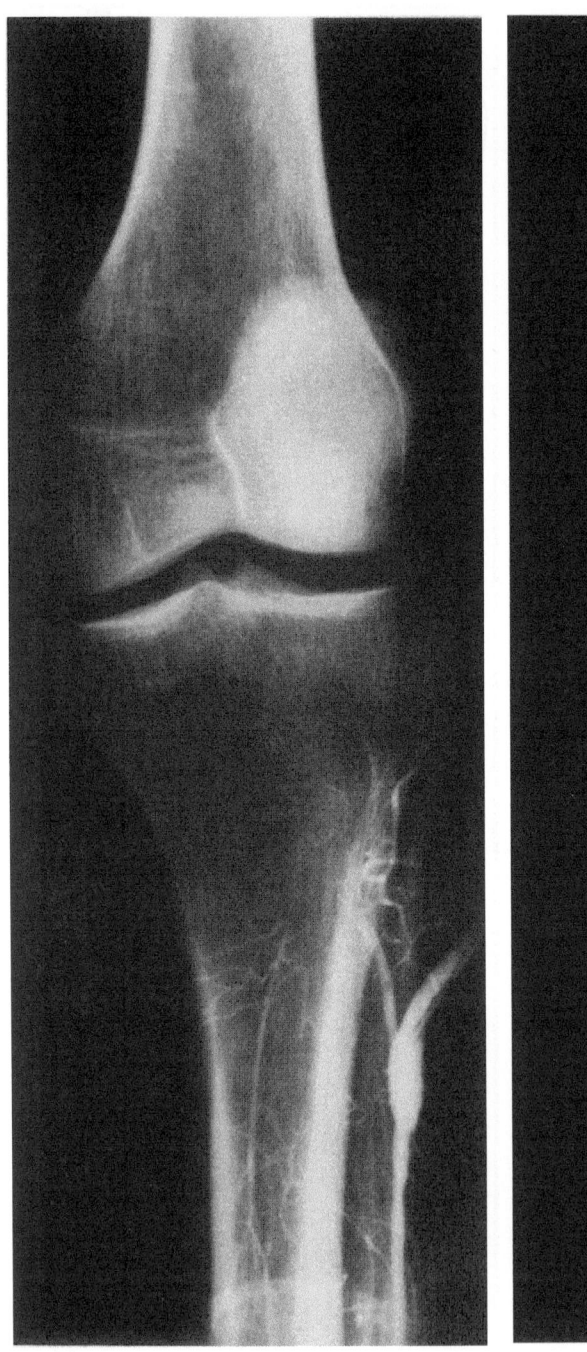 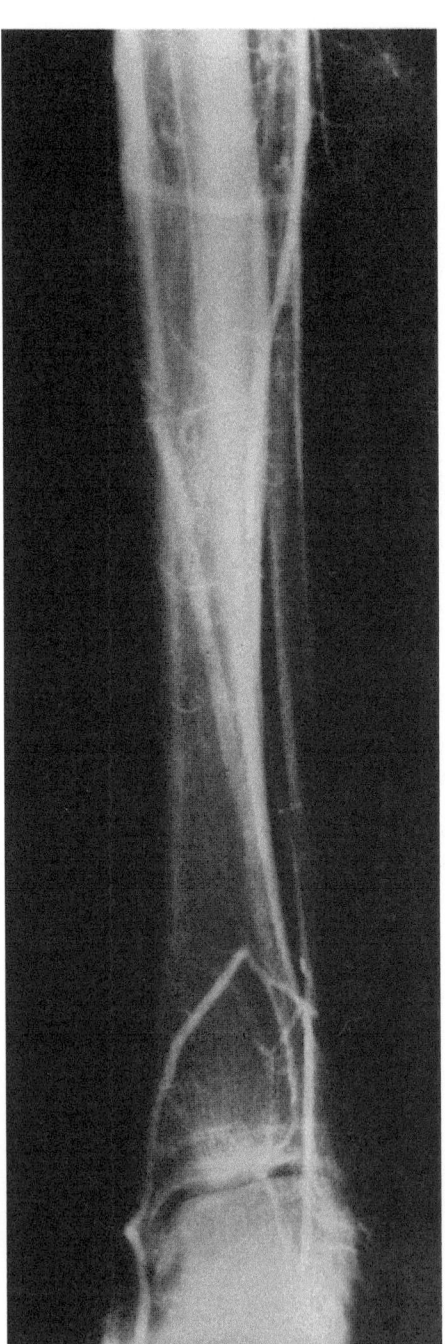

Abb. 37

Fall 13: Operative Revision nach Streptokinase-Therapie

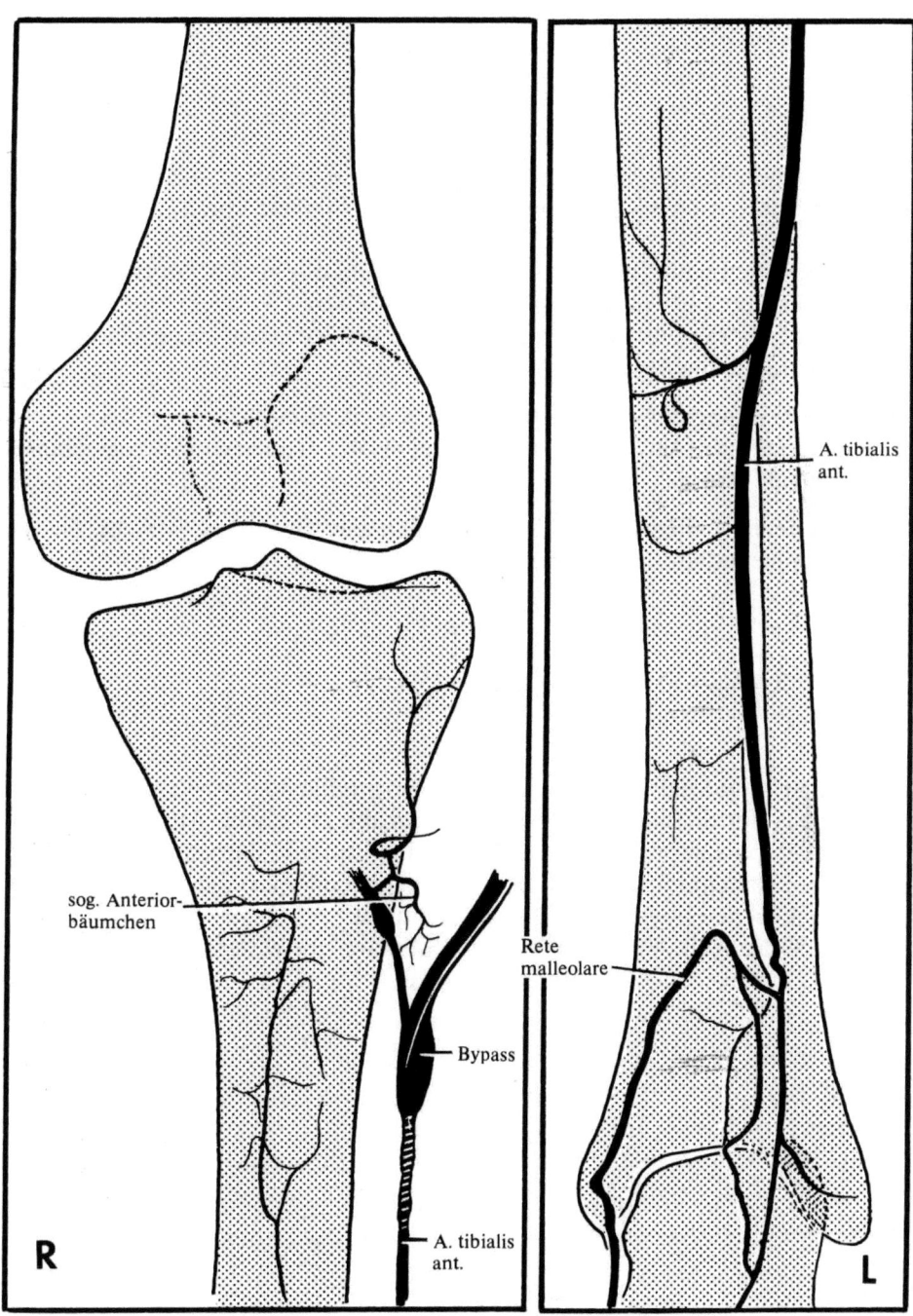

Abb. 37'

2.8 Spätverschluß

Sistiert nach mehreren Monaten Funktionsdauer eines femoro-cruralen Bypass die Pulsation, so ist nicht zwangsläufig die Extremität von der Amputation bedroht.

Wir revidieren nur, wenn Ruheschmerzen und trophische Störungen zeigen, daß das Bein erneut von der Amputation bedroht ist.

Es gibt im wesentlichen zwei Verfahren der Revision, wenn die einfache Thrombektomie nicht zum Erfolg führt:

1. die Verlagerung der distalen Anastomose nach distal,
2. Implantation auf ein anderes crurales Gefäß. Wir nennen das den sogenannten „Umsteige-Bypass".

In seltenen Fällen läßt sich der verschlossene Bypass als Schiene für den Angiographiekatheter benutzen.

Fall 14: „Atypische" Angiographie

Das 14. Beispiel zeigt eine „atypische" Angiographie über einen verschlossenen lateralen Anterior-Bypass. In Abb. 38 wird die proximale Anastomose eines Fibularis-Bypass aus extern verstärkter PTFE-Prothese dargestellt.

Abb. 39 läßt durch die Lage des Angiographiekatheters den Verlauf des alten — verschlossenen — Anterior-Bypass erkennen.

Durch die Abb. 40 und 41 wird die Situation am Unterschenkel dokumentiert.

Fall 14: „Atypische" Angiographie 69

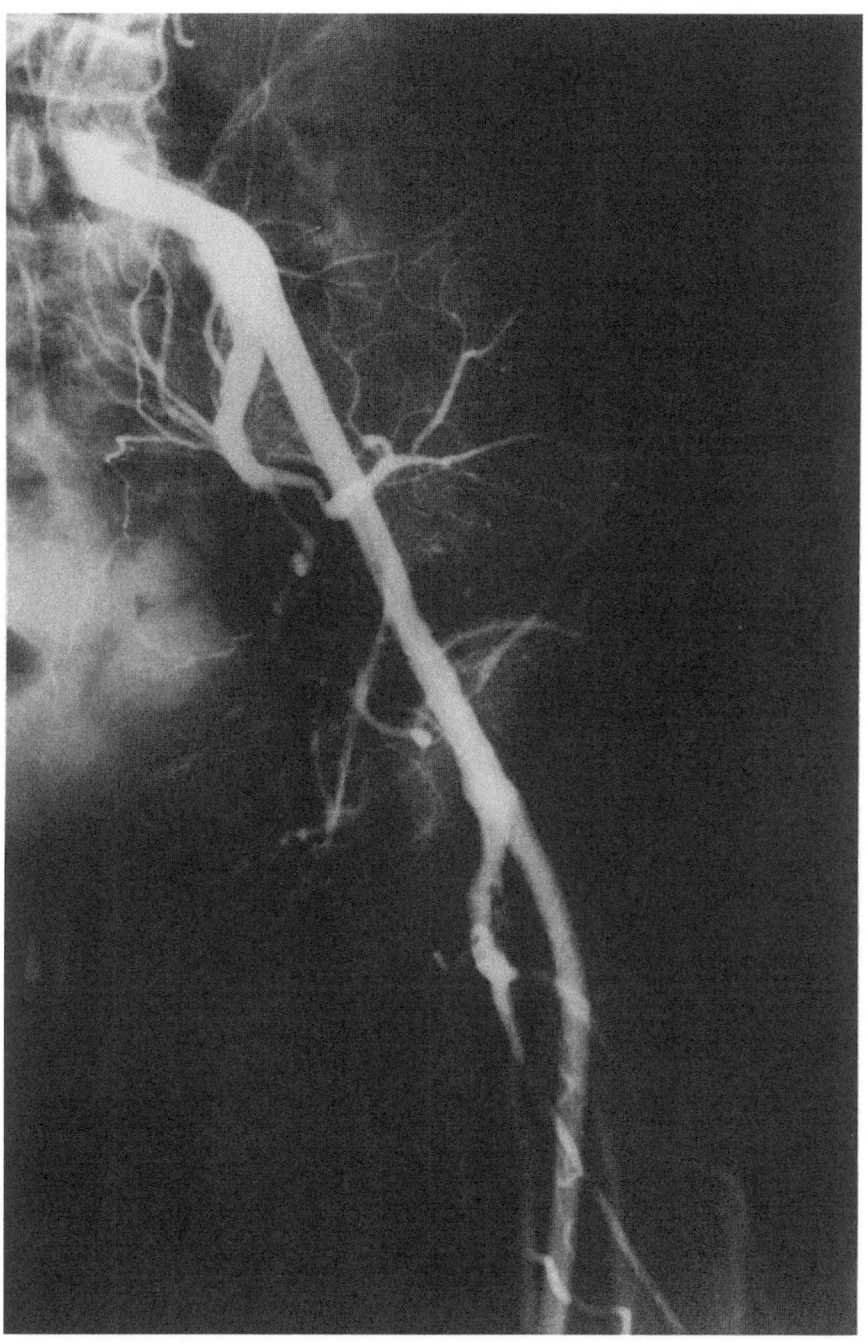

Abb. 38

70 Spätverschluß

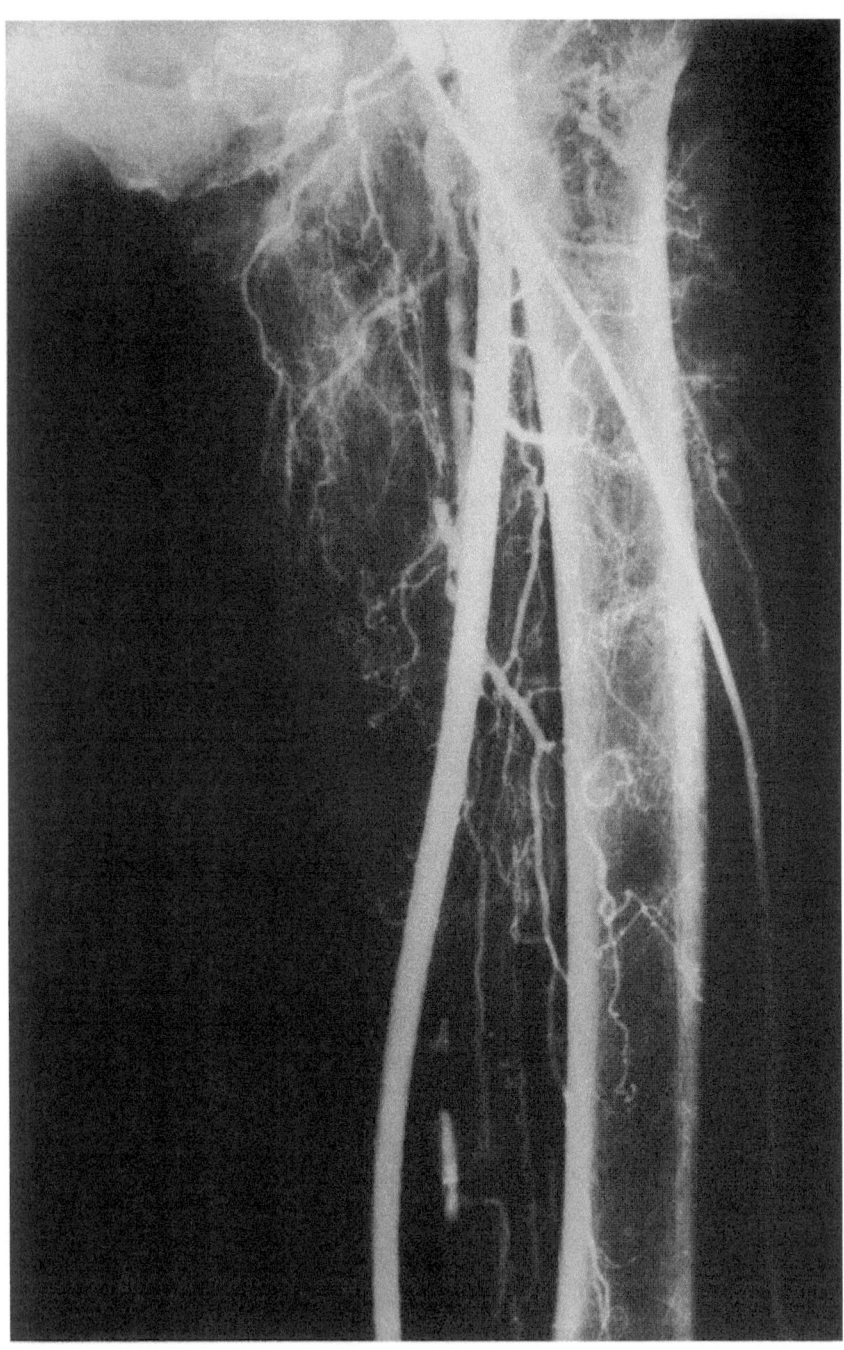

Abb. 39

Fall 14: „Atypische" Angiographie

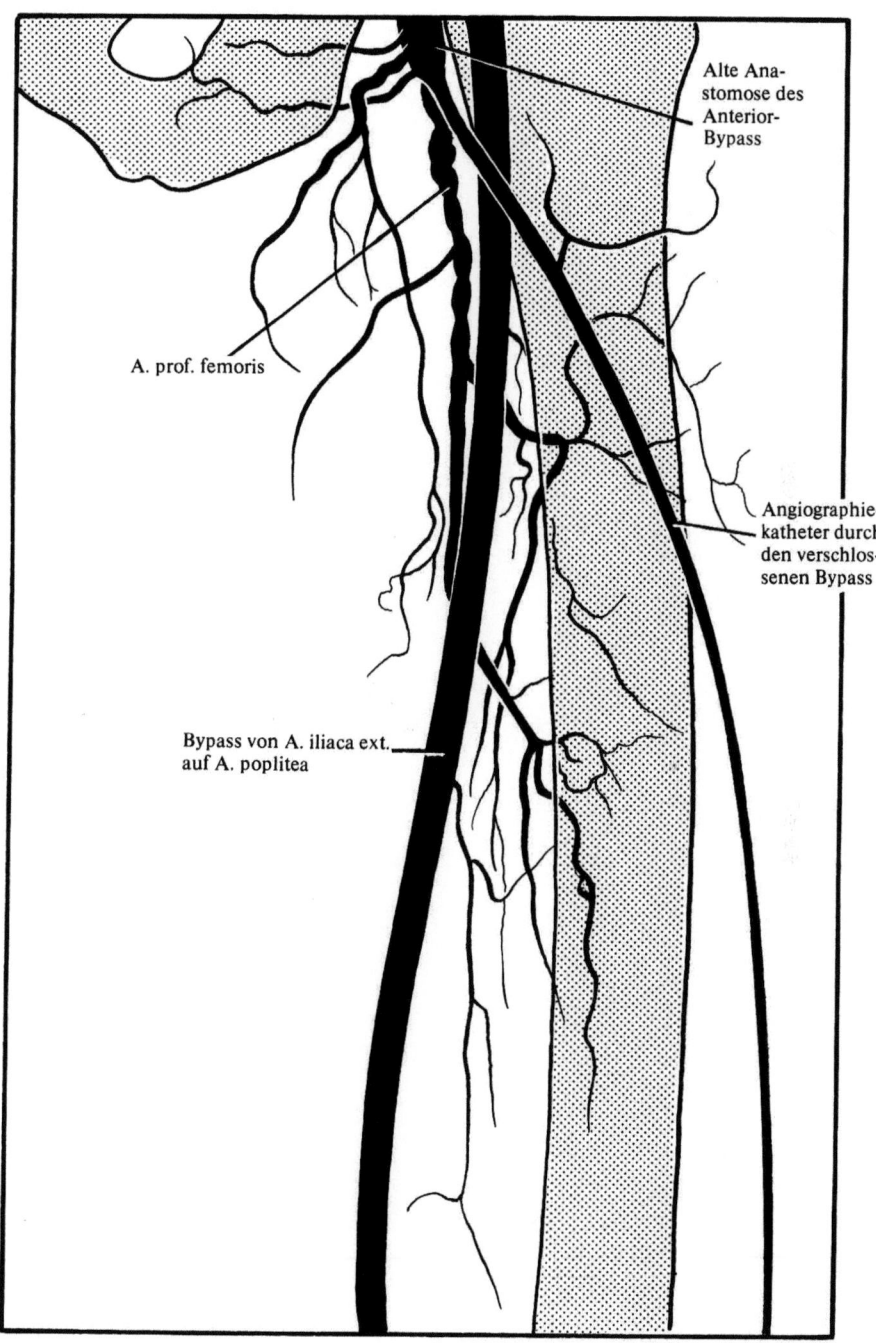

Abb. 39'

72 Spätverschluß

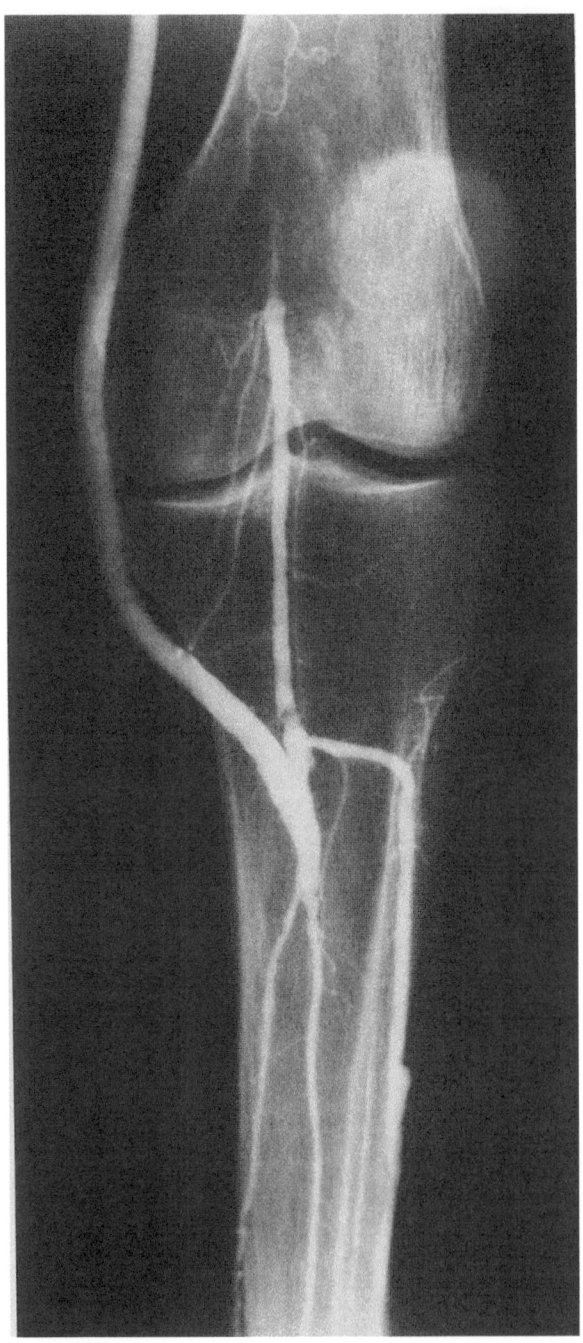

Abb. 40

Fall 14: "Atypische" Angiographie 73

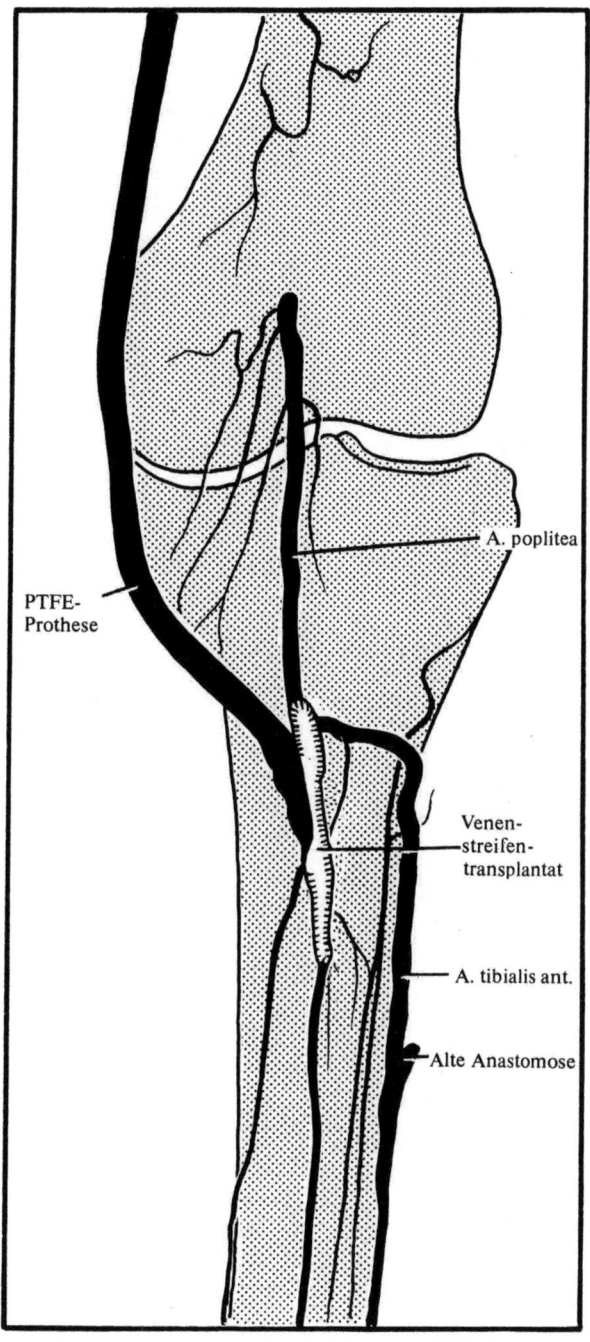

Abb. 40'

74 Spätverschluß

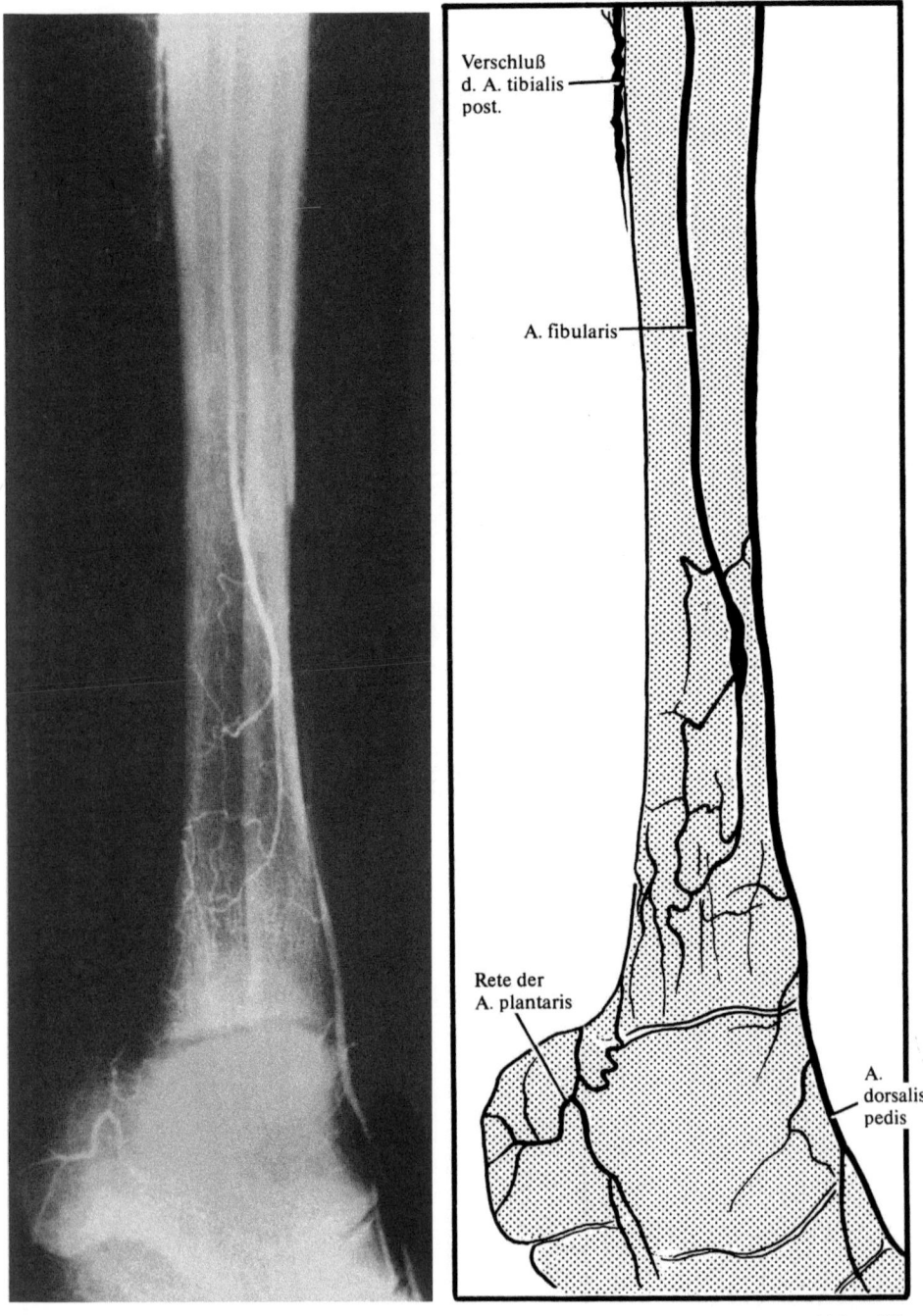

Abb. 41 Abb. 41'

Fall 15: Verlagerung der Anastomose nach distal

Dieses Beispiel zeigt eine Revisionsmöglichkeit durch die Verlagerung der distalen Anastomose nach distal.

In der Abb. 42 sieht man das Protheseninterponat bei einem revidierten lateralen Anterior-Bypass und die neue distale Anastomose. Oberhalb davon ein Stück isolierter Arterie tibialis anterior. Zwischen diesem isolierten Arteriensegment und der neuen distalen Anastomose befand sich die alte Anastomose. Ursache des Bypass-Verschlusses war die Progredienz des Leidens, die sich durch das isolierte Arteriensegment dokumentiert. In diesem Beispiel wird die Bedeutung des seitlichen Strahlenganges bei der Untersuchung noch einmal hervorgehoben. Im a.p.-Strahlengang der Abb. 42 projizieren sich Arteria tibialis anterior und Arteria fibularis so genau übereinander, daß man die Arteria fibularis nicht gut beurteilen kann.

In Abb. 43 sind die Verhältnisse jedoch ganz übersichtlich.

Mit diesem Bild wollen wir zusätzlich auf die qualitativ hervorragende Aussagekraft der Angiogramme über den intraluminären PIDDA-Katheter hinweisen. Durch die direkte Kontrastmittelinjektion in die distale Anastomose läßt sich die über Kollateralen aufgefüllte Arteria fibularis gut darstellen.

Konsequenz: Mit diesem Dokument kann man bei einem eventuellen Reverschluß über einen „Umsteige-Bypass" nachdenken.

76 Spätverschluß

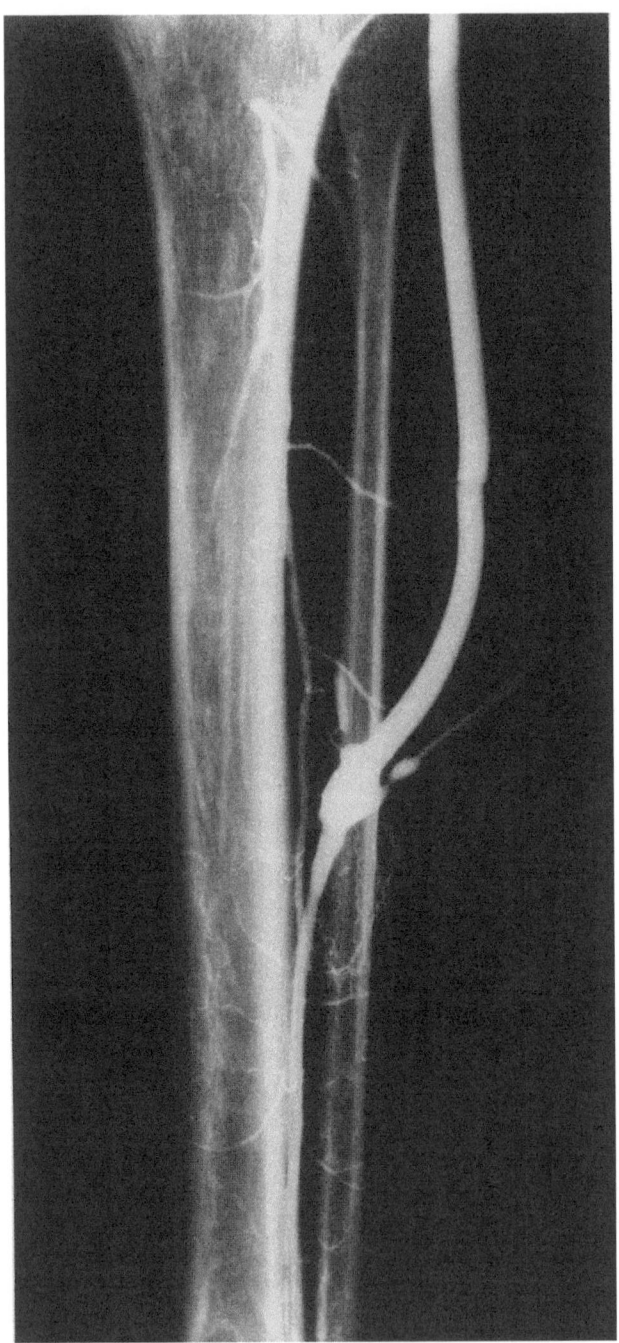

Abb. 42

Fall 15: Verlagerung der Anastomose nach distal

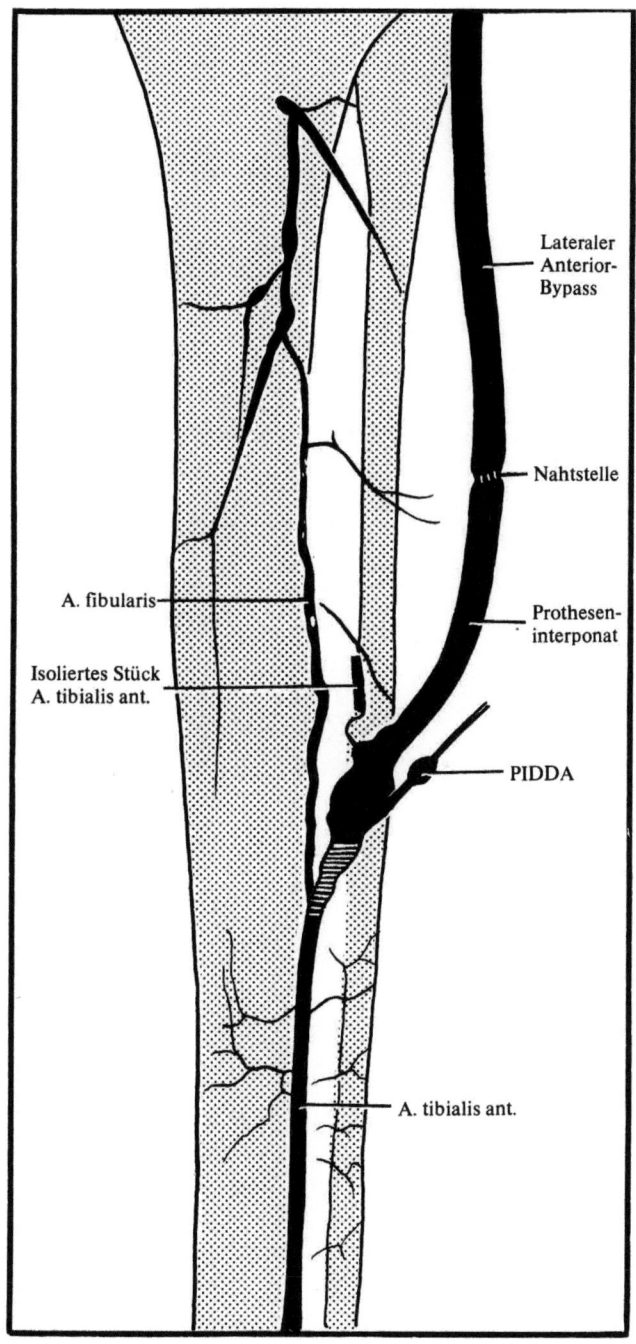

Abb. 42'

78 Spätverschluß

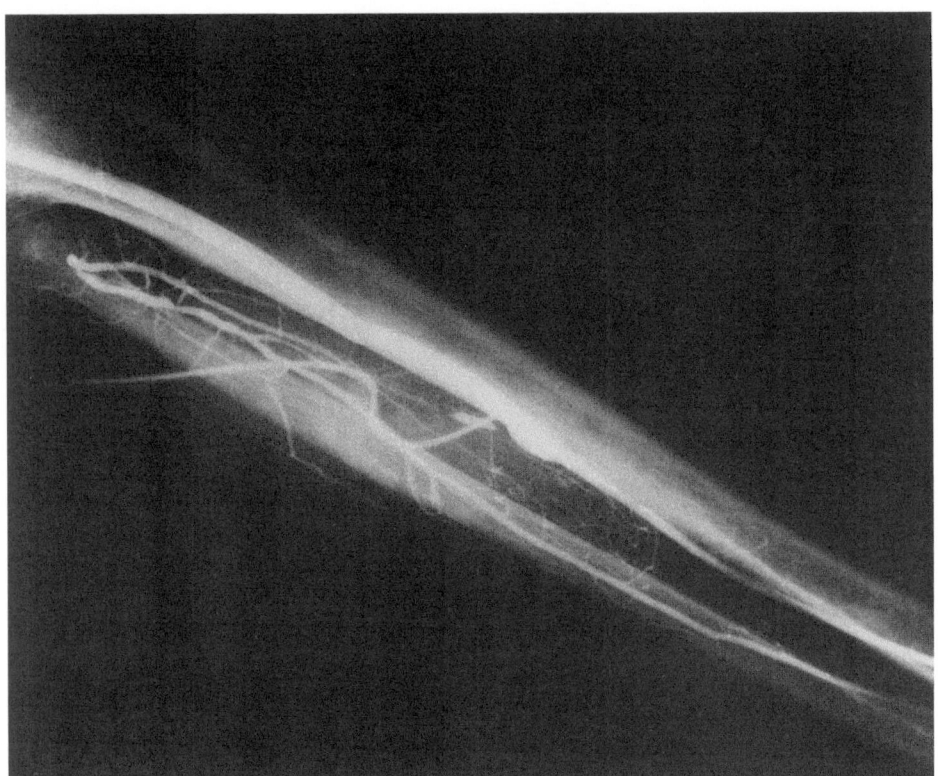

Abb. 43

Fall 16: „Atypische" Angiographie. „Umsteige-Bypass"

Fall 16 ist ein Beispiel des „Umsteige-Bypass" von der Arteria tibialis anterior auf die Arteria fibularis. Die Bildserie ist durch eine „atypische" Angiographie über die Prothese des verschlossenen Anterior-Bypass gewonnen.

Die Indikation war der seltene Fall einer Arrosionsblutung der distalen Anastomose bei freiligendem Kunststoffinterponat. Es handelt sich um denselben Patienten wie im 15. Beispiel, allerdings sieben Monate später.

Es wurde der gut funktionierende Bypass in Oberschenkelmitte angezapft. Peripher davon wurde der Bypass durch eine Stagnationsthrombose verschlossen und so die chronische Blutung gestillt (Abb. 44–46).

Der Abstrom über die Arteria fibularis ist sehr flau. Man sieht kaum Kollateralen zum Anteriorgebiet (Abb. 46).

Das Rete malleolare ist spärlich dargestellt.

Schlußfolgerung: Bei einem Reverschluß sähe man jetzt keine Revisionsmöglichkeit mehr.

Der Bypass hat sich nach vier Monaten verschlossen. Allerdings ist der Patient in der bisherigen Nachbeobachtungszeit von 15 Monaten immer noch im klinischen Stadium II B und hat keinen Ruheschmerz.

Fall 16: „Atypische" Angiographie. „Umsteige-Bypass" 81

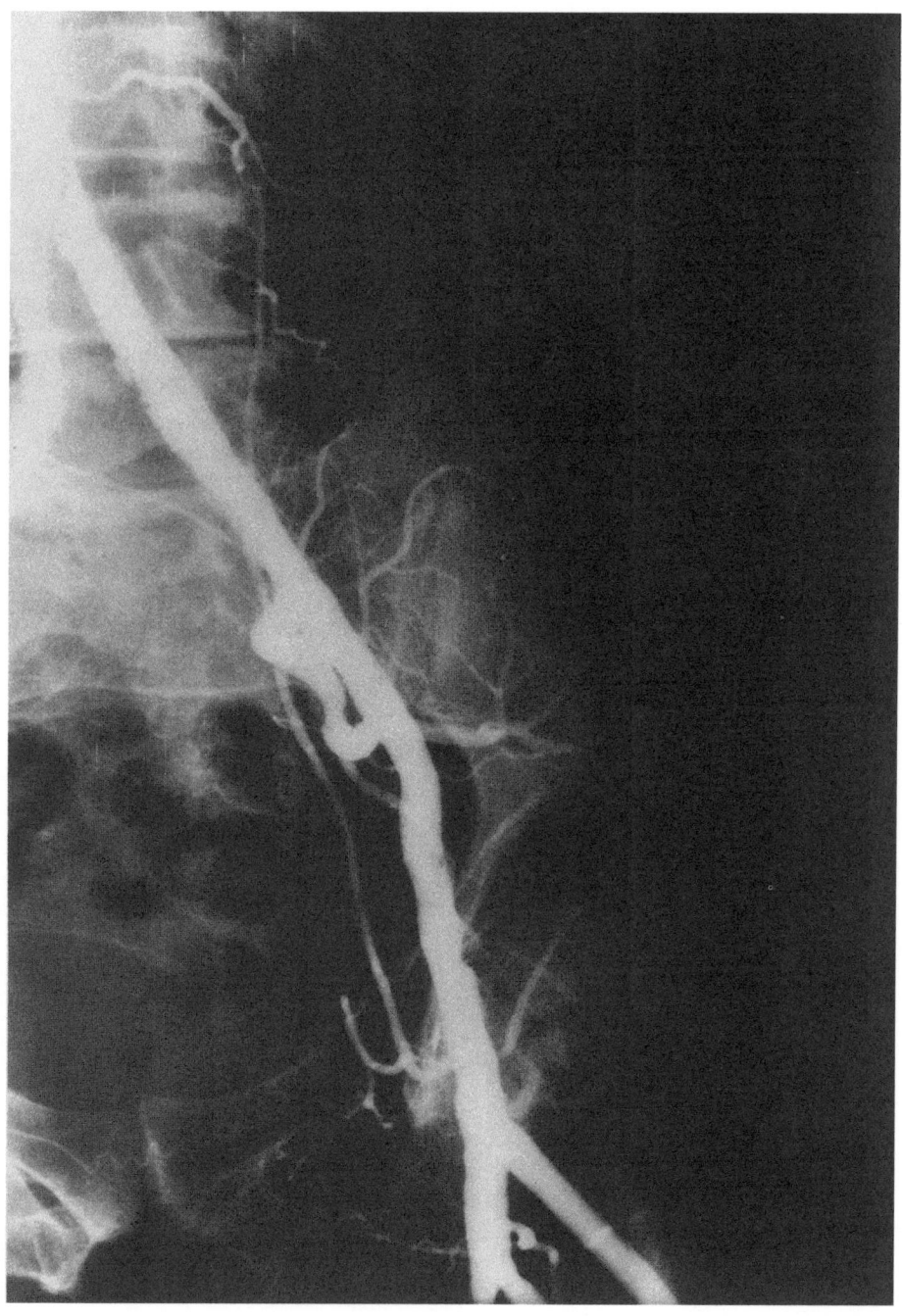

Abb. 44

82 Spätverschluß

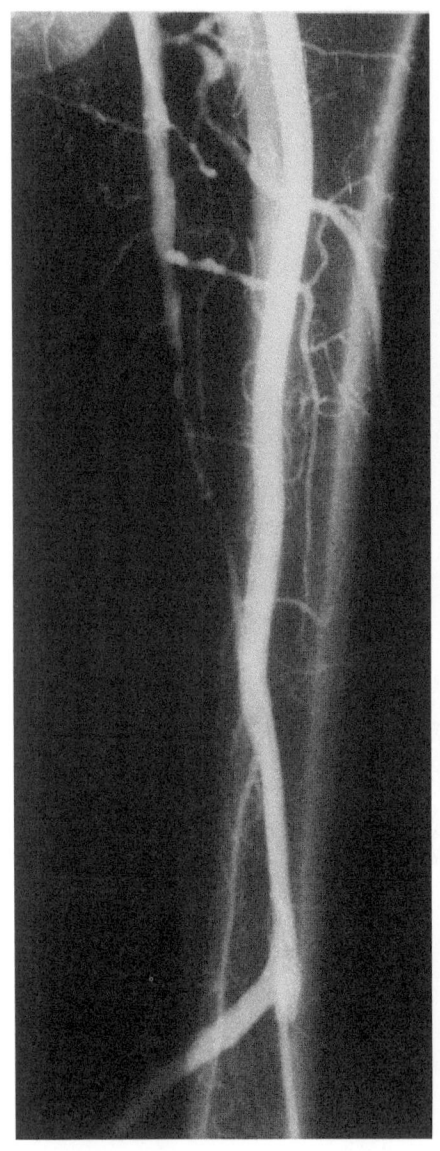
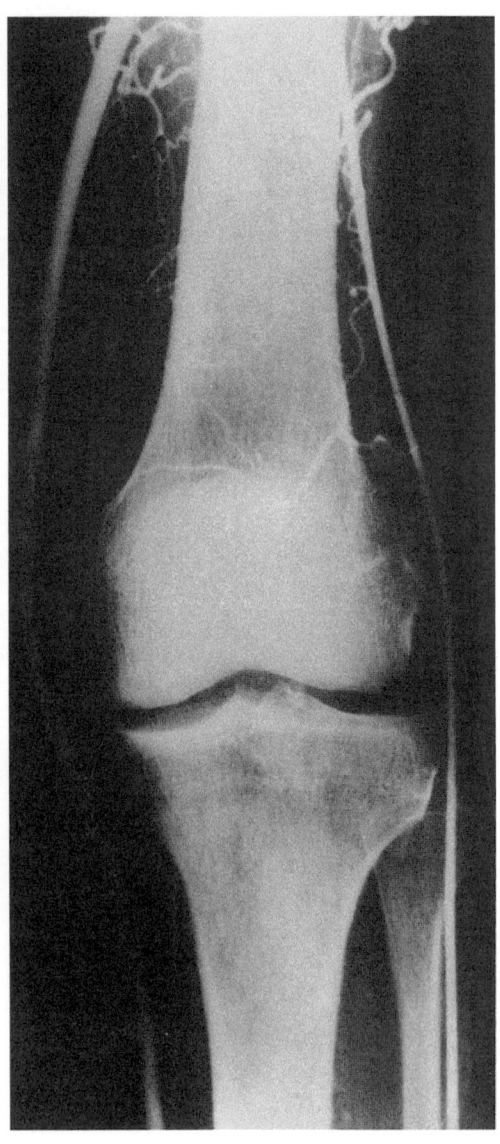

Abb. 45

Fall 16: „Atypische" Angiographie. „Umsteige-Bypass"   83

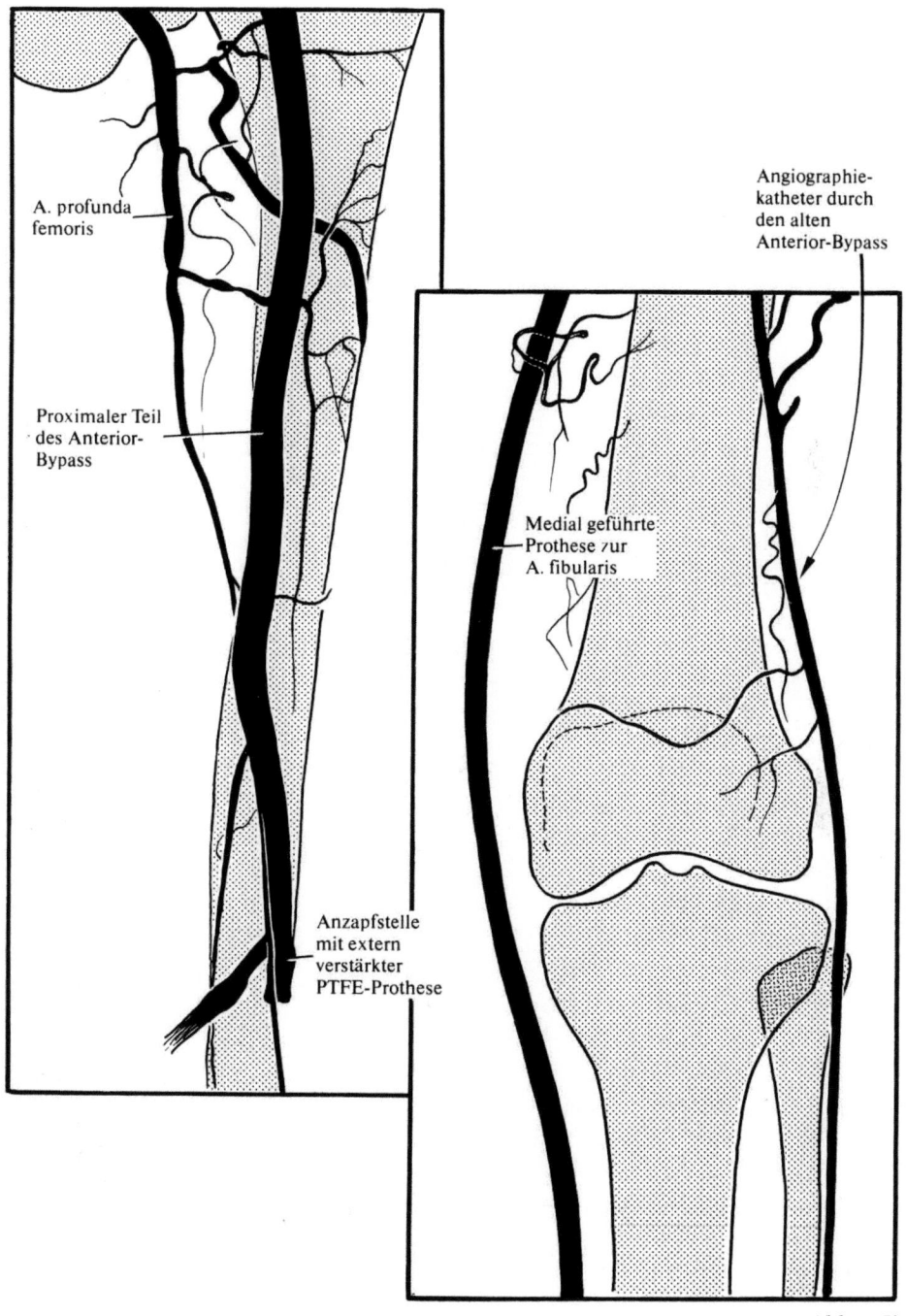

Abb. 45'

84 Spätverschluß

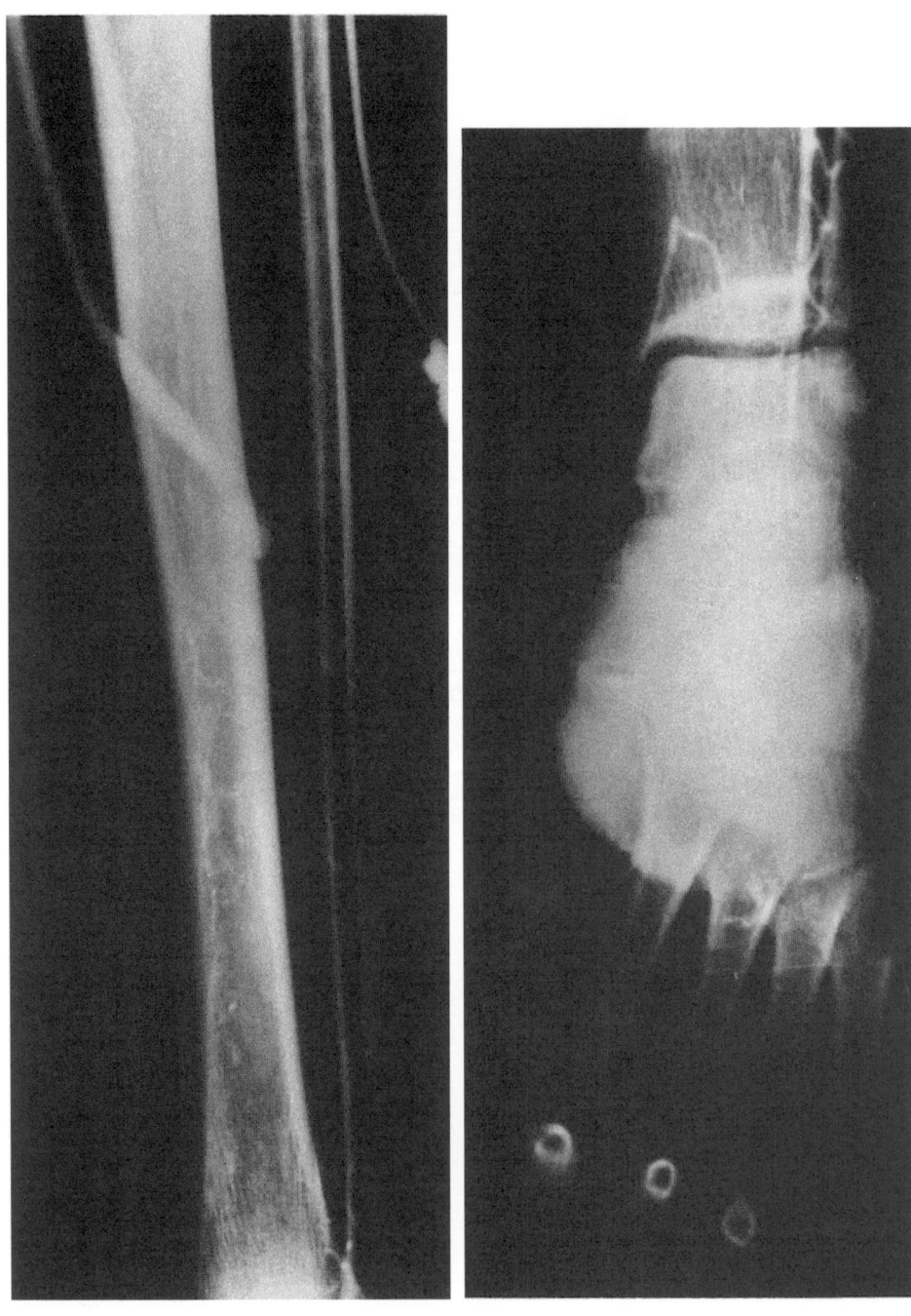

Abb. 46

Fall 16: „Atypische" Angiographie. „Umsteige-Bypass" 85

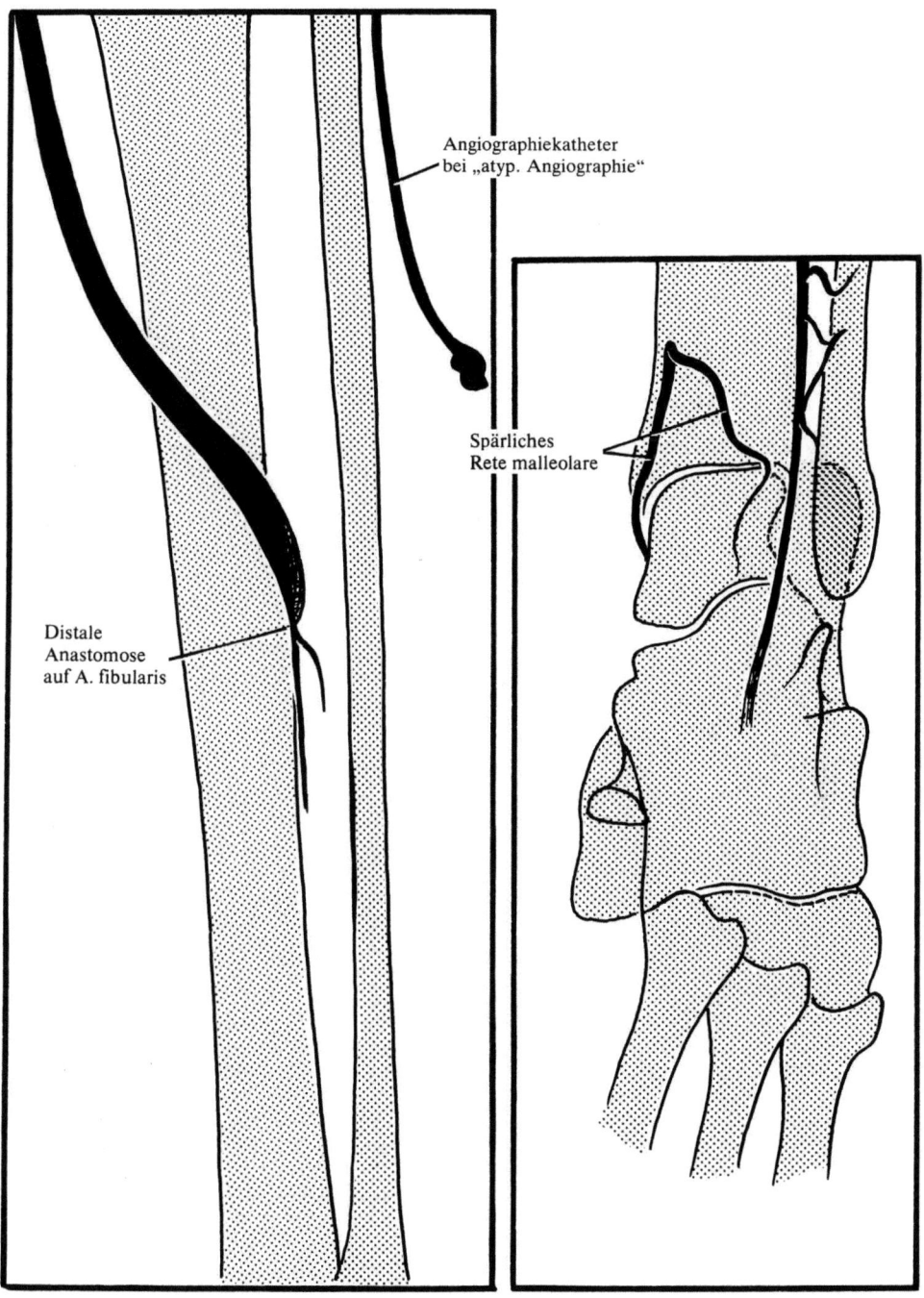

Abb. 46'

2.9 Revisionsmöglichkeiten nach Spätverschluß

Fall 17: Kombination aller Möglichkeiten

An diesem Beispiel sollen einige Möglichkeiten der cruralen Chirurgie aufgezeigt werden:

Abb. 47 ist das präoperative Angiogramm beider Unterschenkel. Das rechte Bein befand sich im klinischen Stadium III — dem permanenten Ruheschmerz.

Von den Unterschenkelarterien ist nur die Arteria tibialis anterior flau in Projektion auf die Fibula erkennbar.

Nach dem „Gesetz der Symmetrie" ist die Anterior auch am „gesunden" Bein das beste Unterschenkelgefäß.

An dem linken Bein scheint die Arteria fibularis noch partiell durchgängig zu sein. Konsequenz aus dieser Untersuchung: eindeutige Indikation zum lateralen Anterior-Bypass.

Sechs Monate später Reverschluß — erneute hochgradige Ischämie.

Konsequenz: Revision und Verlagerung der distalen Anastomose nach distal.

Einen Tag später Kontrollangiographie über den PIDDA-Katheter: Thrombembolischer Verschluß der Arteria tibialis anterior etwas oberhalb der Malleolenebene (Abb. 48).

Konsequenz: 100 000 I.E. Streptase in 90 Minuten über den PIDDA-Katheter.

Ergebnis: erfolgreiche Lyse.

Sechs Monate später Reverschluß — erneute hochgradige Ischämie, die von der Patientin schmerzhafter als je empfunden wurde.

Konsequenz: Revision.

Bei der Revision wurde Nutzen aus der Erkenntnis der Bilder von Abb. 48, die mit Hilfe des PIDDA-Katheters gewonnen wurden, gezogen. Damals wurde erstmalig am rechten Unterschenkel die Arteria fibularis dargestellt. Deswegen wurde jetzt zielstrebig die Arteria fibularis freigelegt und die Anlage eines medialen Fibularis-Bypass mit extern verstärkter PTFE-Prothese vorgenommen. (Operation von medial her, da die Patientin bereits zweimal an der Außenseite des Unterschenkels operiert worden war.)

Abb. 49 zeigt die distale Anastomose in der Technik nach Hugo Tiemann: Venenflicken in die arteriosklerotisch veränderte crurale Arterie und dann Naht der Prothese in diesen Venenpatch. Der Bypass funktioniert bislang 26 Monate.

Schlußfolgerungen: Konsequentes, hartnäckiges Nachdenken über Revisionsmöglichkeiten zeigt öfters einen Ausweg, als man selber zuerst geglaubt hat. Immer an die Möglichkeit des „Umsteige-Bypass" denken!

Fall 17: Kombination aller Möglichkeiten

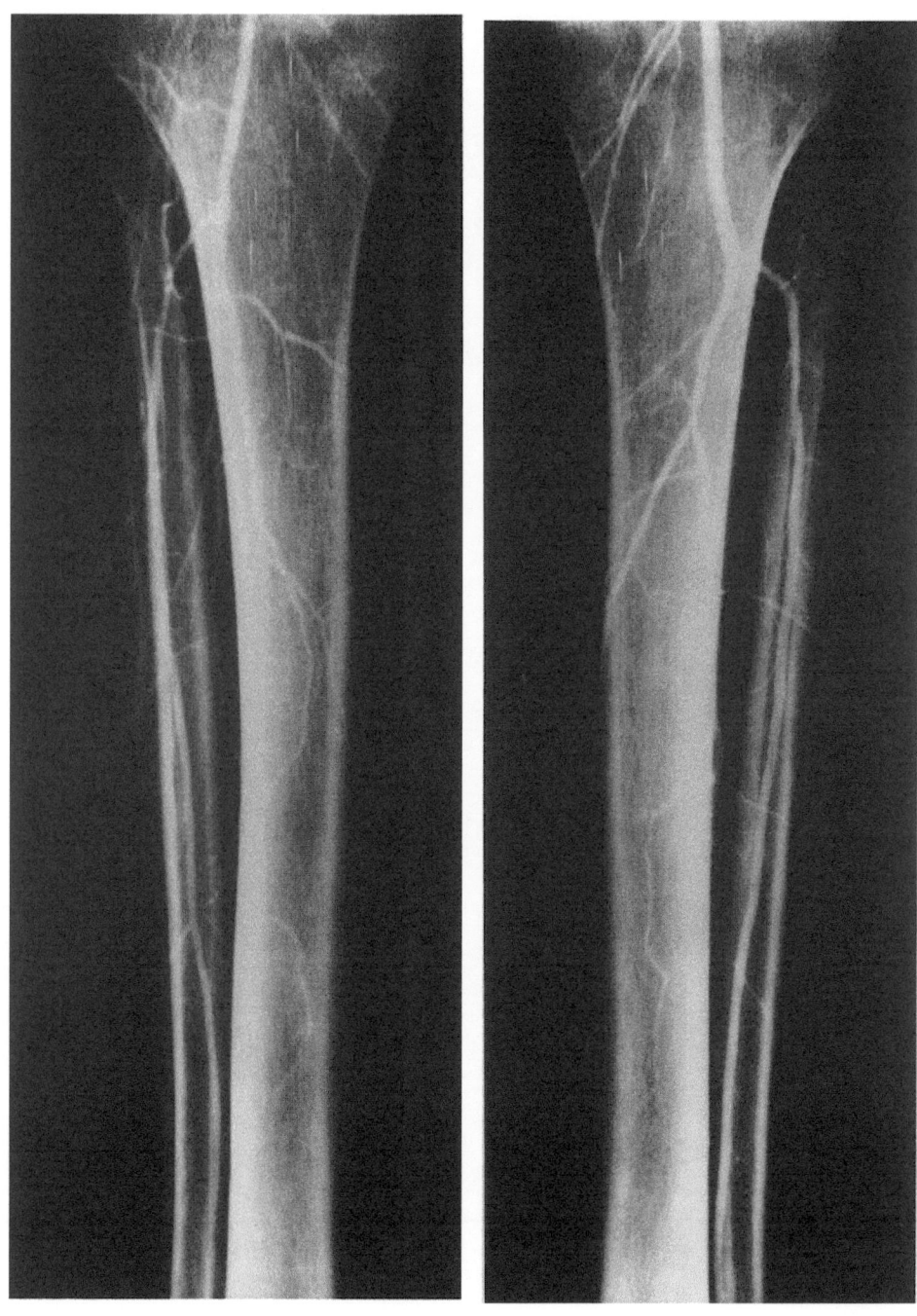

Abb. 47

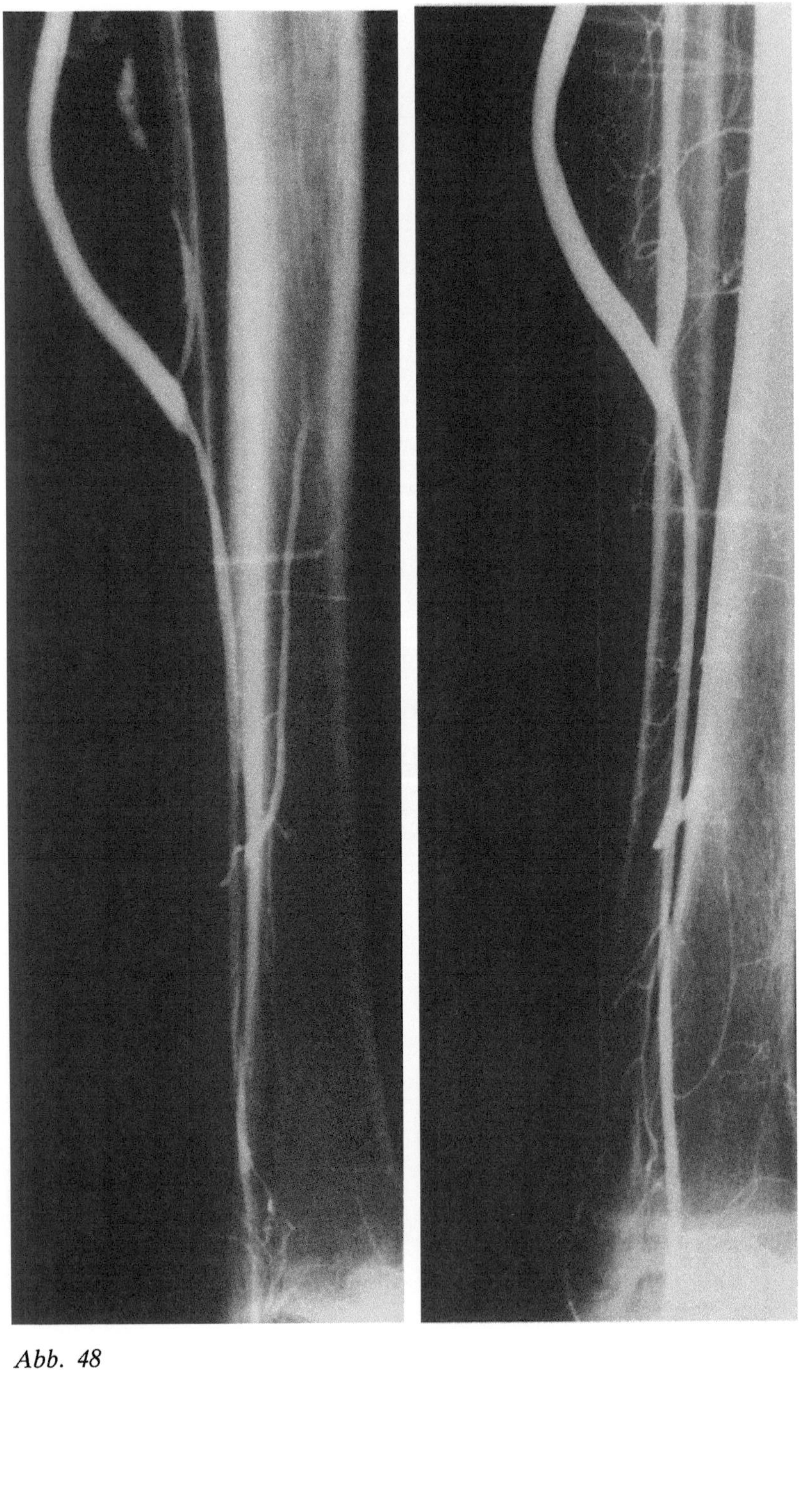

90 Revisionsmöglichkeiten nach Spätverschluß

Abb. 48

Fall 17: Kombination aller Möglichkeiten 91

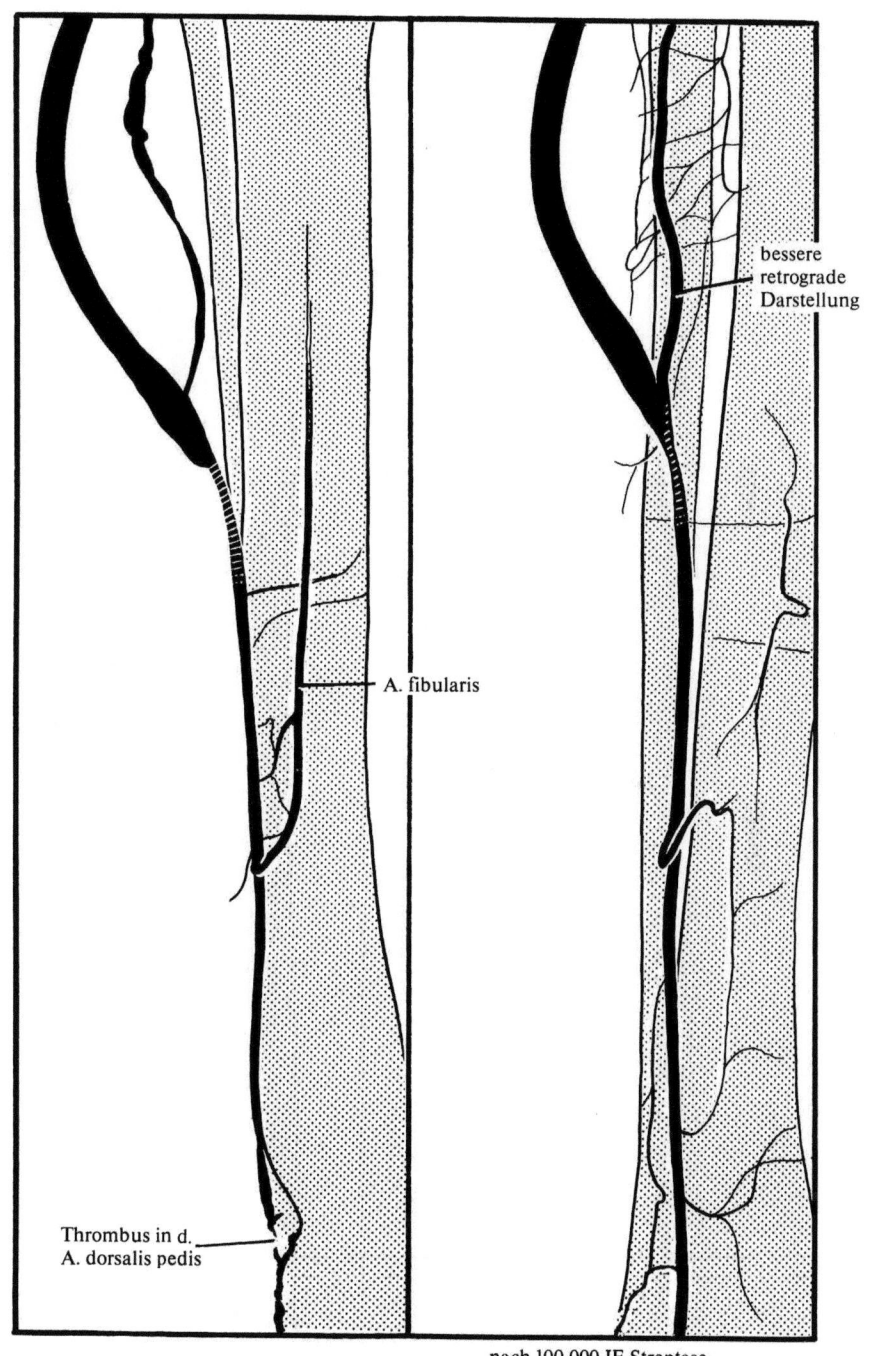

Abb. 48' nach 100.000 IE Streptase über PIDDA in 90'

92 Revisionsmöglichkeiten nach Spätverschluß

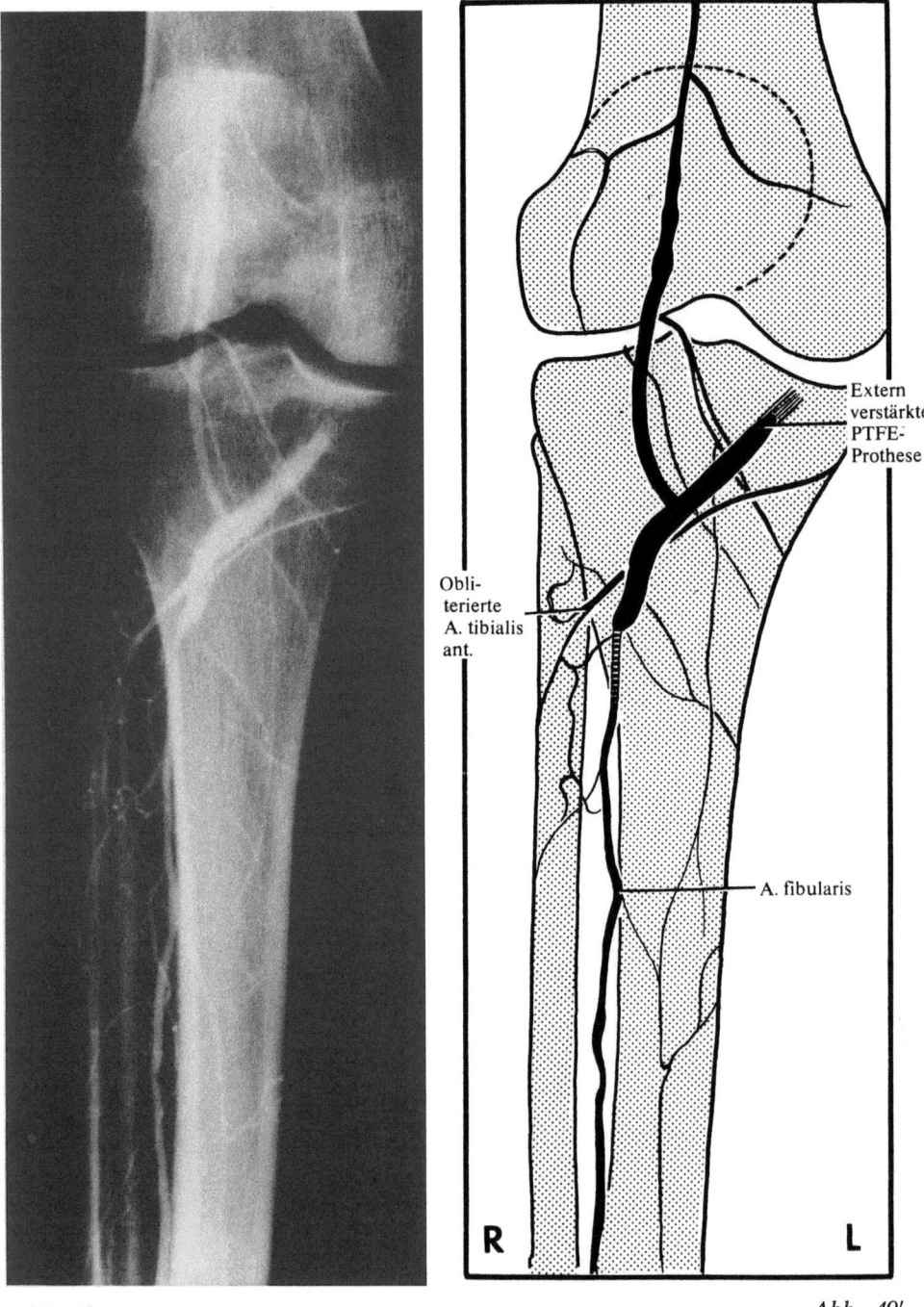

Abb. 49   Abb. 49'

Fall 18: „Verzögerte" Revision

Vor Jahren wurden wegen einer Vorfußgangrän mehrere gefäßchirurgische Eingriffe erforderlich. Es gelang mit Hilfe der Beckenetagenrekonstruktion, Profundaplastik und lumbalen Sympathektomie nach der Vorfußamputation eine belastungsfähige Ferse zu bewahren.

Nach mehreren Jahren entstand ein Ulcus in der Amputationsnarbe verbunden mit permanentem Ruheschmerz.

Ein lateraler Anterior-Bypass führte zur Schmerzfreiheit und raschen Abheilung des Ulcus.

Nach 18 Monaten wurde bei einer Kontrolluntersuchung der Reverschluß von uns bemerkt. Es bestand kein Ruheschmerz, jedoch seit einigen Tagen eine erneute Läsion im Narbenbereich.

Ergebnis der Angiographie:

Von der Profundaplastik ist die Arteria circumflexa femoris noch offen. Sie ist das entscheidende Gefäß für das rechte Bein (Abb. 50). Der Kollateralkreislauf ist erstaunlich gut (Abb. 51). In der Peripherie ist die Arteria fibularis hervorragend dargestellt.

In Abb. 53 sieht man den raschen Abstrom des Kontrastmittels bis in den durch die Vorfußamputation veränderten Fuß hinein.

Die Betrachtung von Abb. 52 und 53 zeigt, daß auch am gesunden Bein die Arteria fibularis am wenigsten von der Arteriosklerose betroffen ist.

Nach dem Gesetz der Symmetrie hätte man in diesem Fall den Fibularis-Bypass als das Verfahren der ersten Wahl bezeichnen müssen. Damals war jedoch der laterale Anterior-Bypass technisch viel einfacher und hat im Endeffekt dem Patienten nicht geschadet. 18 Monate Funktionsdauer führten zu diesem großen Kaliber der Fibularis und erleichterten so wesentlich die Anlage des Fibularis-Bypass als sogenannten „Umsteige-Bypass".

Abb. 54–57 zeigt die Abschlußserie des medialen Fibularis-Bypass mit einer spiralverstärkten PTFE-Prothese.

94 Revisionsmöglichkeiten nach Spätverschluß

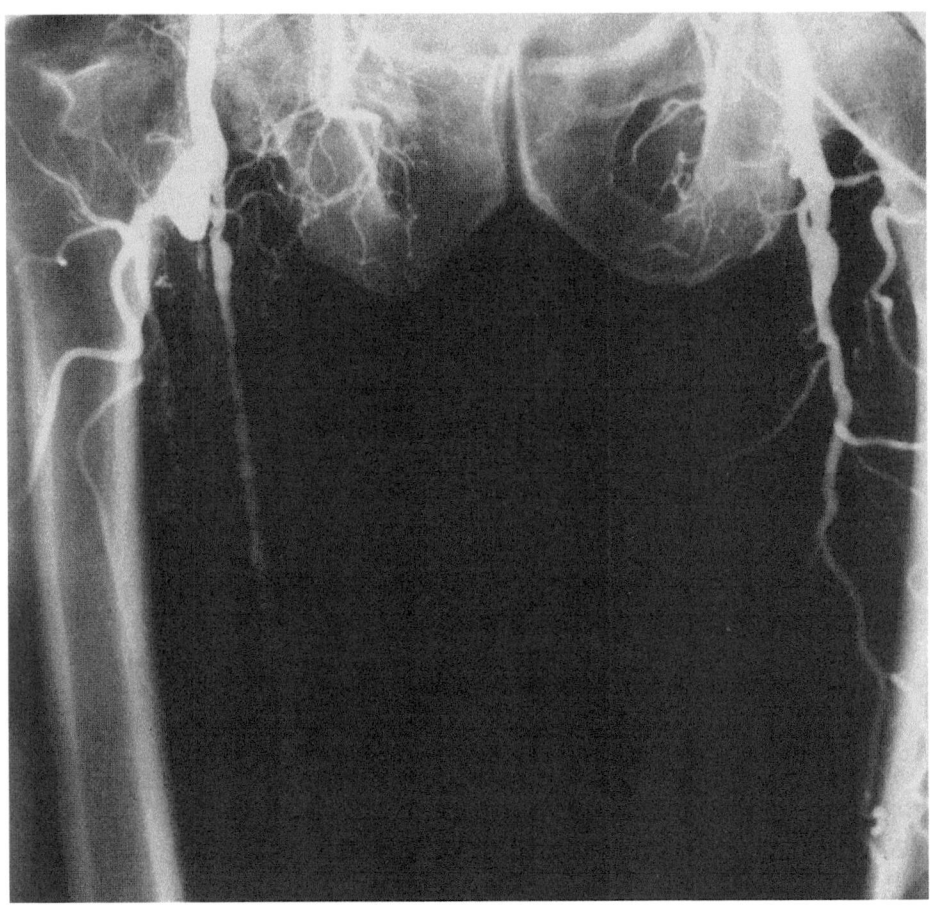

Abb. 50

Fall 18: „Verzögerte" Revision 95

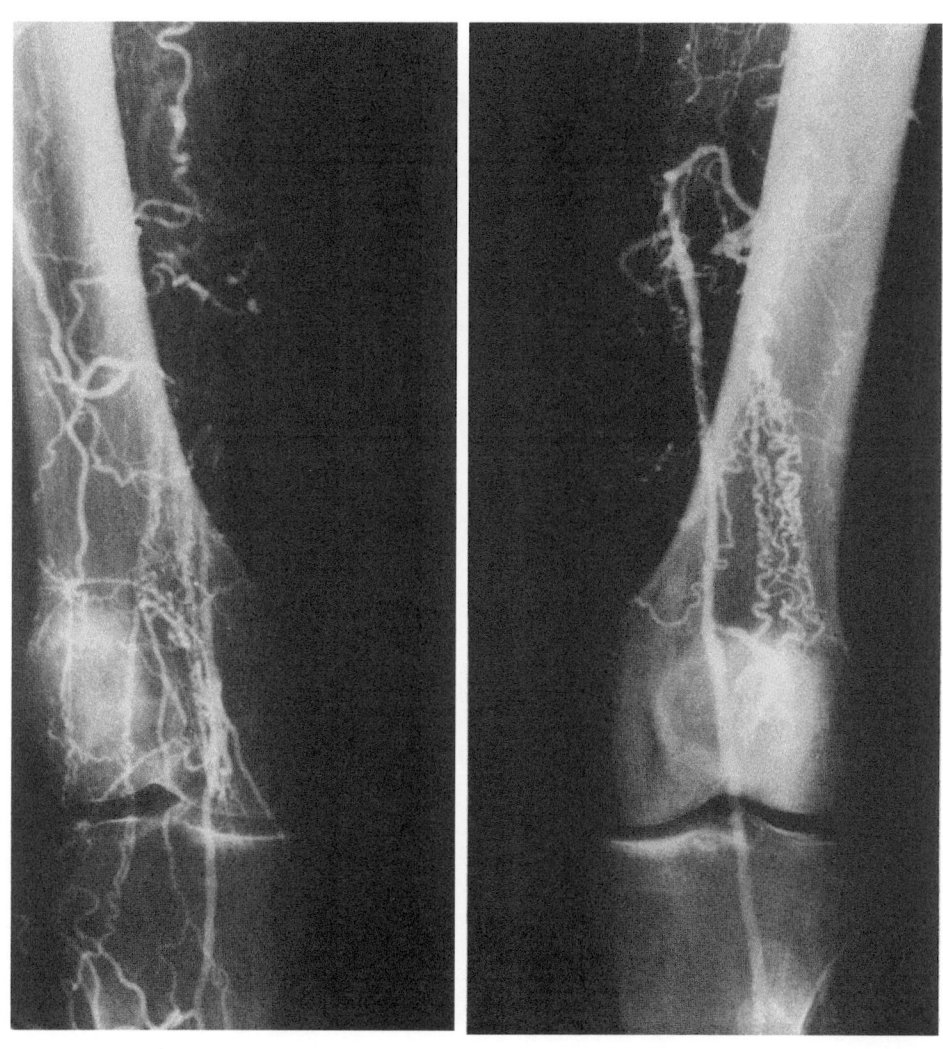

Abb. 51

96 Revisionsmöglichkeiten nach Spätverschluß

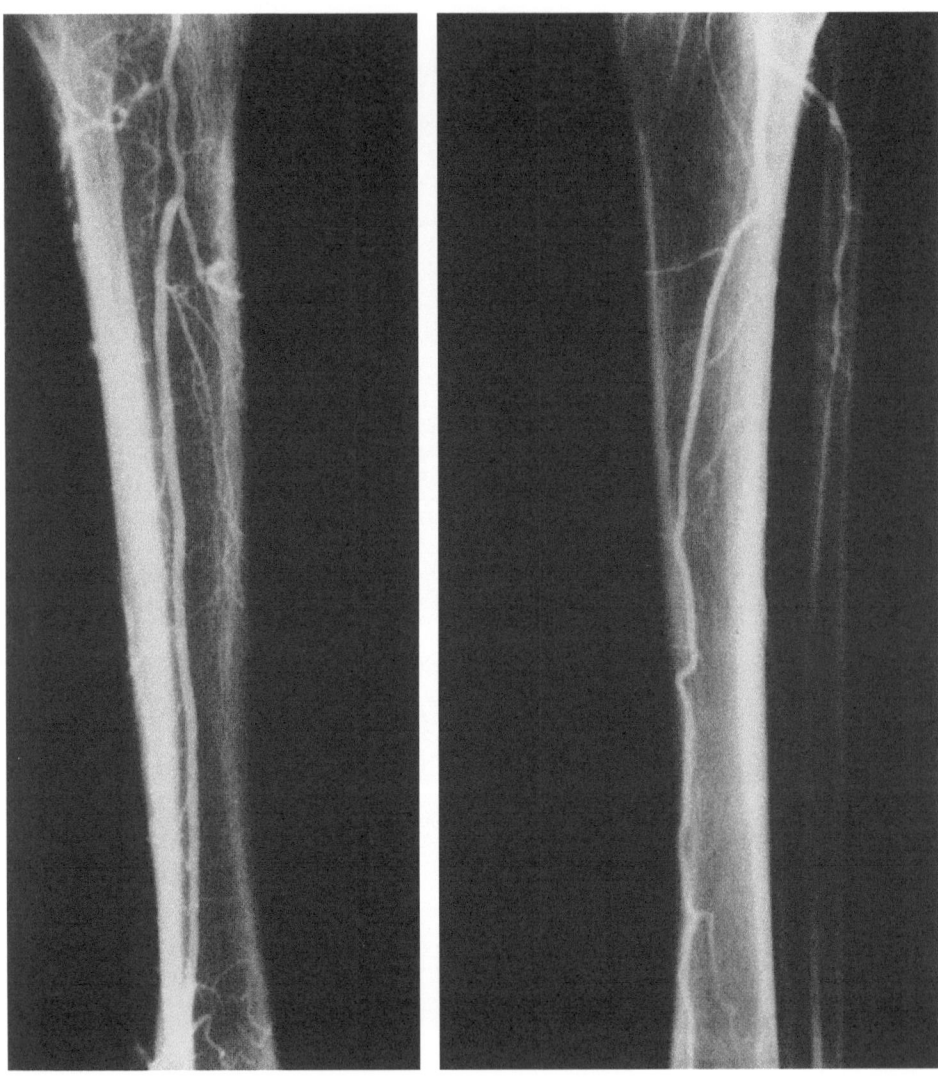

Abb. 52

Fall 18: „Verzögerte" Revision

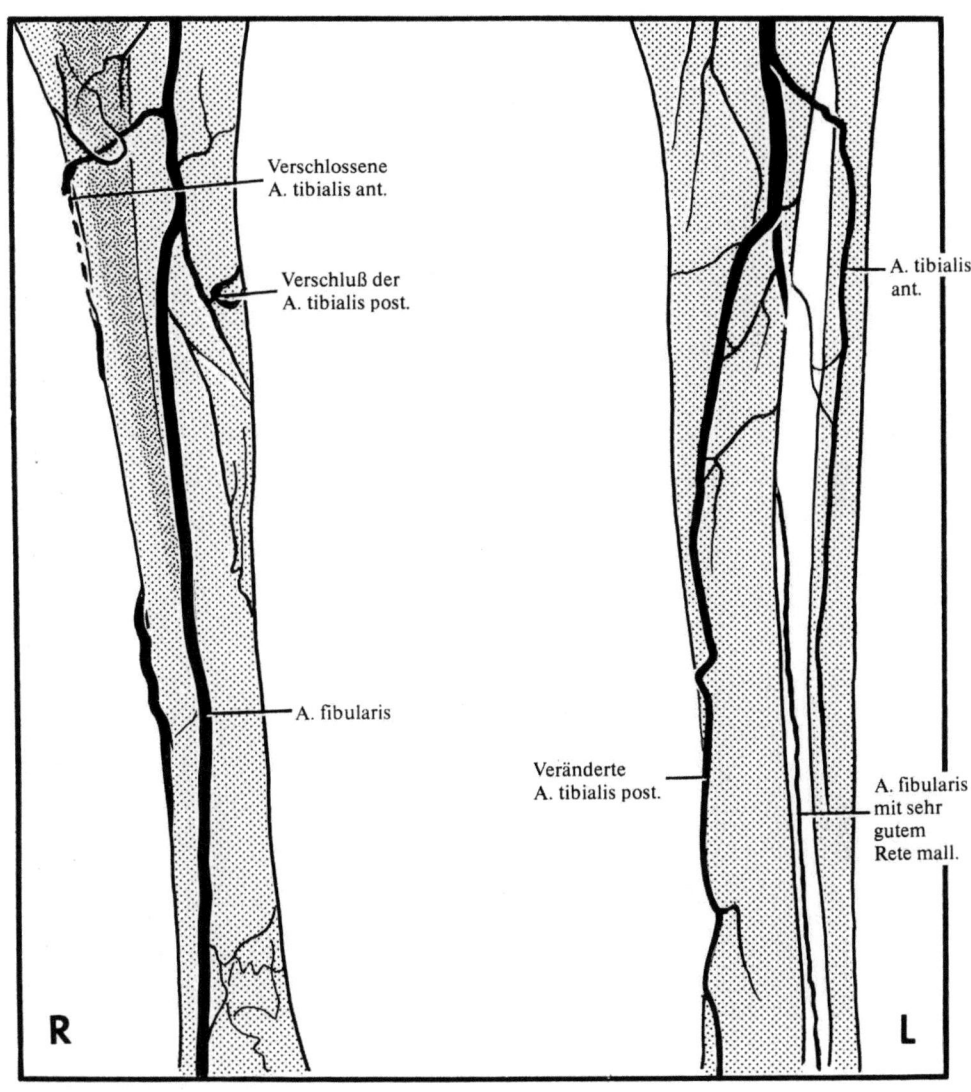

Abb. 52'

98 Revisionsmöglichkeiten nach Spätverschluß

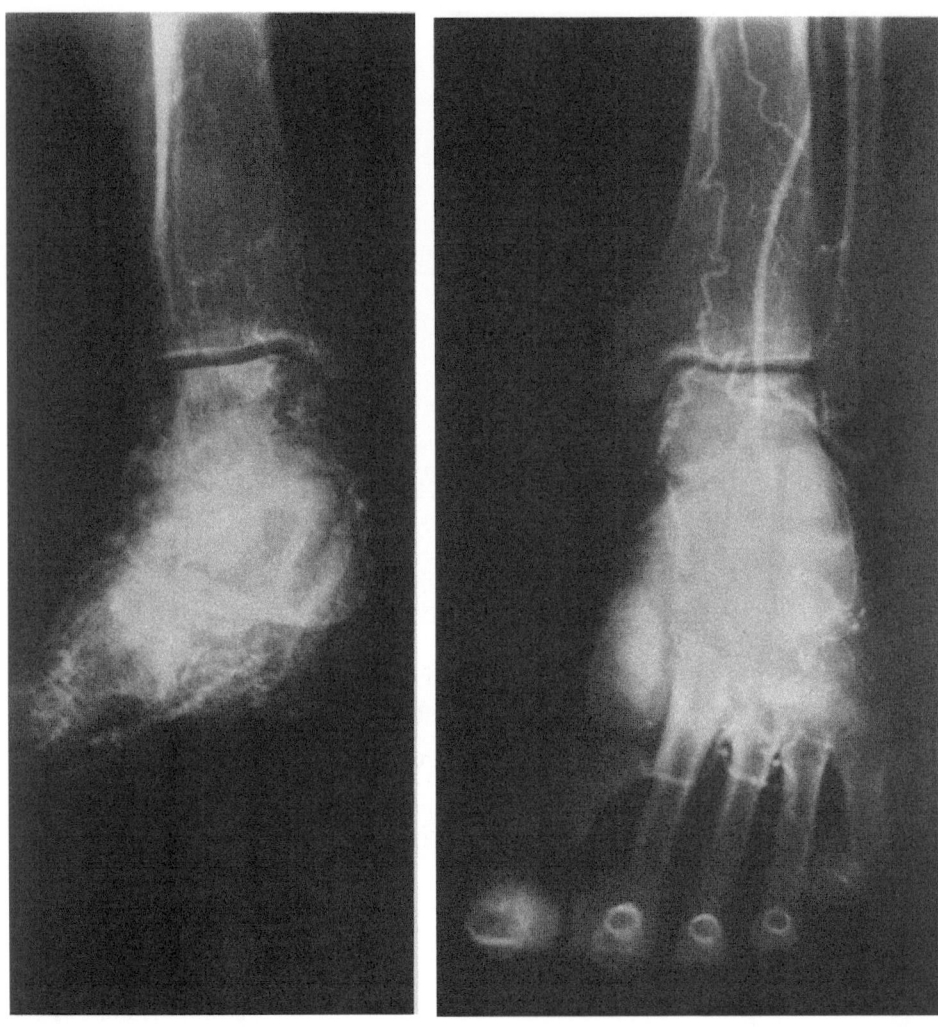

Abb. 53

Fall 18: „Verzögerte" Revision 99

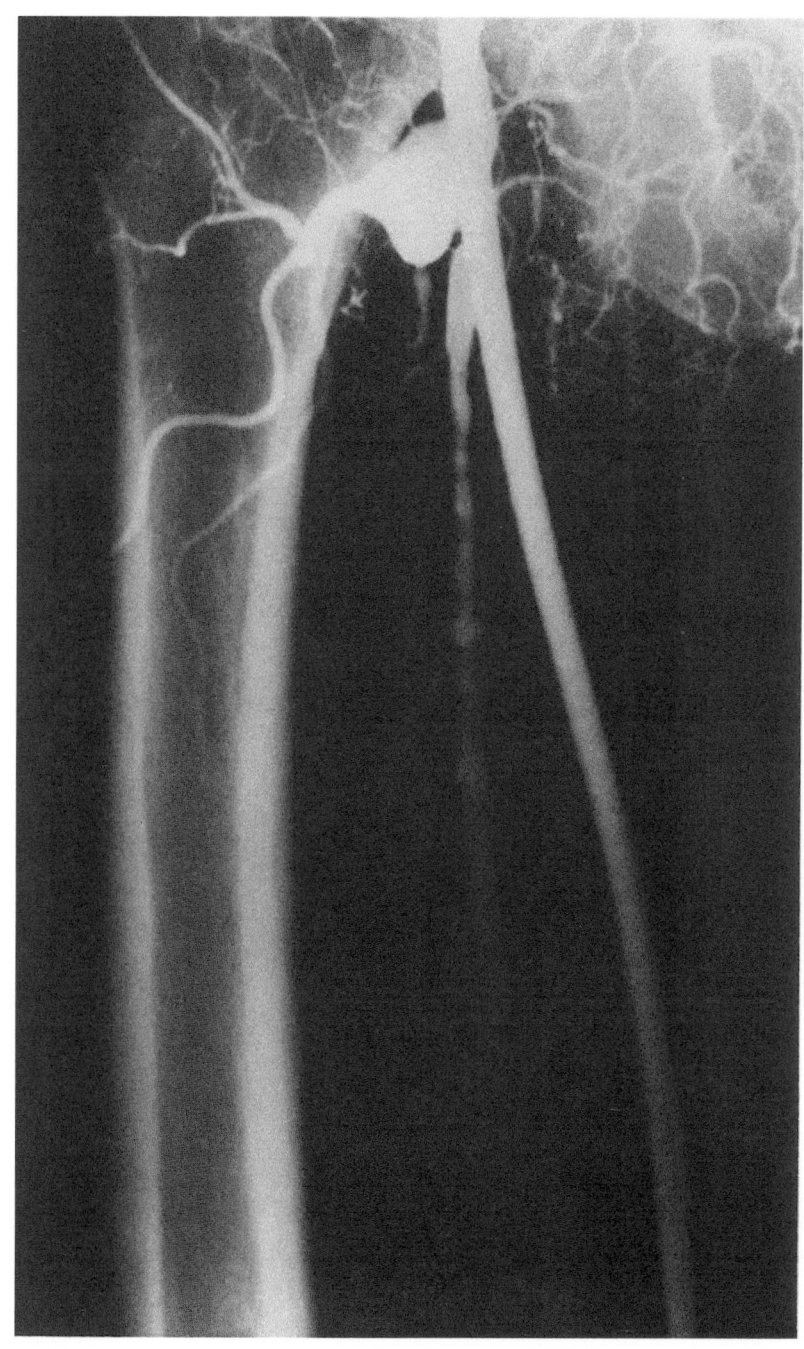

Abb. 54

100 Revisionsmöglichkeiten nach Spätverschluß

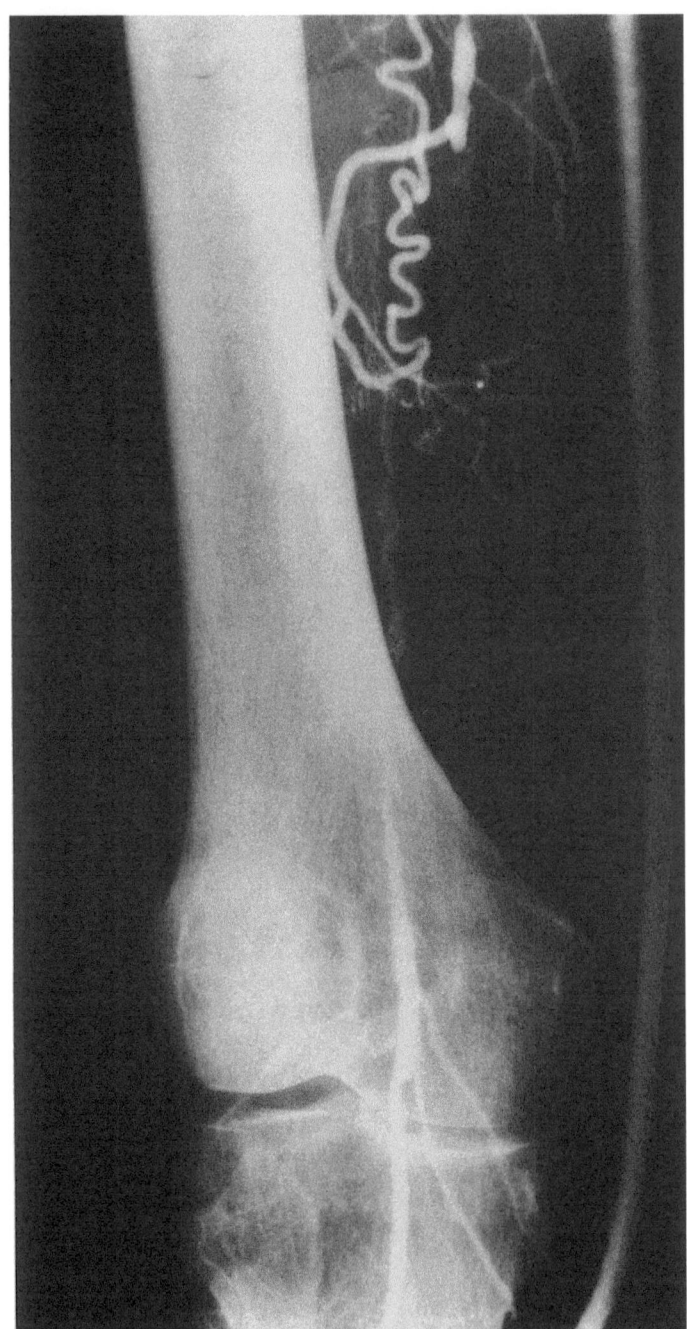

Abb. 55

Fall 18: „Verzögerte" Revision

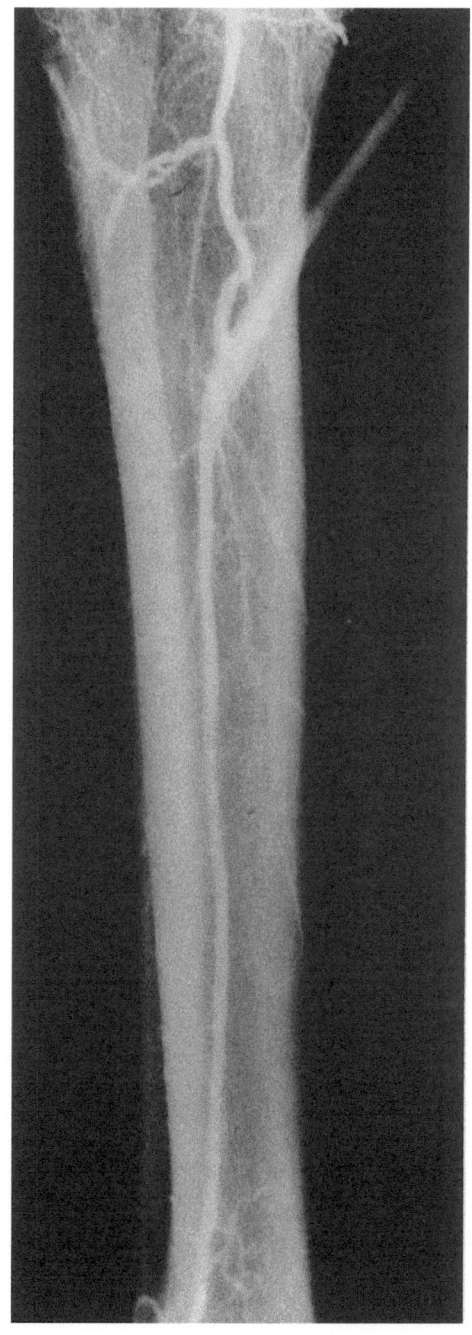

Abb. 56

102   Revisionsmöglichkeiten nach Spätverschluß

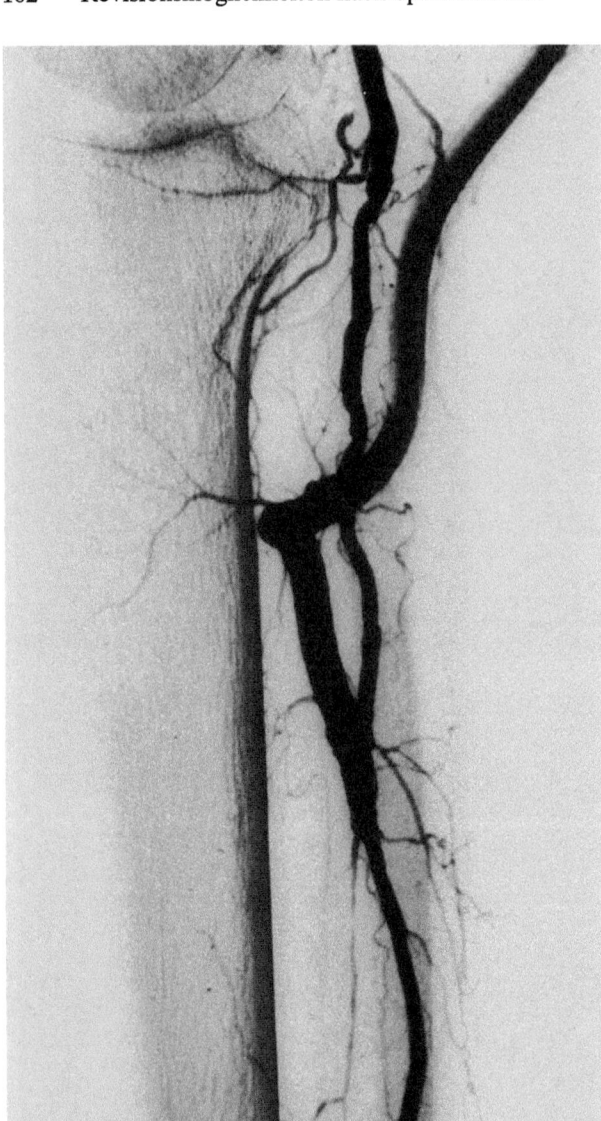

Abb. 57

2.10 Plantarphlegmone

Fall 19: Kunststoffinterponat bei Infekt

Der Prüfstein aller gefäßchirurgischen Bemühungen ist die Plantarphlegmone mit Sepsis beim insulinpflichtigen Diabetiker.
Das 19. Beispiel soll unser Vorgehen demonstrieren.
Abb. 58 zeigt das präoperative Angiogramm. Das linke Bein war durch den massiven Infekt bedroht, obwohl nach dem Angiogramm das rechte Bein zumindestens genauso durchblutungsgestört aussah.
Am betroffenen Bein war kein crurales Gefäß bis zum Fuß durchgängig auszumachen.
Bei dem Allgemeinzustand der Patientin (Sepsis, geschwollene Lymphknoten in der linken Leiste bei sichtbarer Lymphangiitis) kam nur — außer der Amputation — ein atypisches Verfahren in Frage:

a) Probefreilegung der Arteria tibialis anterior von lateral.
Begründung:
- Das Anteriorbäumchen könnte ein Indiz dafür sein, daß die Arteria tibialis anterior das beste Gefäß am Unterschenkel ist. Durch das Begleitödem (Infekt und Hypoxie) war *kein* Dopplersignal auszumachen.
- Der laterale Zugang ist beim schweren Infekt am Fuß oder Unterschenkel immer zu befürworten, da auf der Außenseite des Unterschenkels die Hautdurchblutung wesentlich besser ist als auf der Medialseite. Von daher gibt es dort wesentlich seltener Wundheilungsstörungen als auf der medialen Seite.

b) Falls das Gefäß für einen Bypass geeignet ist, darf für die Anzapfstelle die Leistenbeuge nicht eröffnet werden (septische Lymphknotenschwellung). Bei einem eventuellen Verschluß der Arteria femoralis superficialis käme dann als Auswahlverfahren die Arteria femoralis profunda als Spendergefäß in Frage.

c) Falls der Bypass gelegt werden kann, muß die radikale Nekrosenabtragung nach den Prinzipien der septischen Chirurgie in der gleichen Sitzung erfolgen.

Abb. 59–61 zeigen die Kontroll-Angiographie vor der Entlassung. Bei einer Kontrolluntersuchung 28 Monate danach war die Patientin auf der Ebene unbegrenzt gehfähig. Sie benötigt keine Gehhilfe.

Fazit: Der crurale Bypass ist selbst bei Verwendung von Kunststoffmaterialien in der Lage, auch bei einer Plantarphlegmone die Extremität zu erhalten.

104 Plantarphlegmone

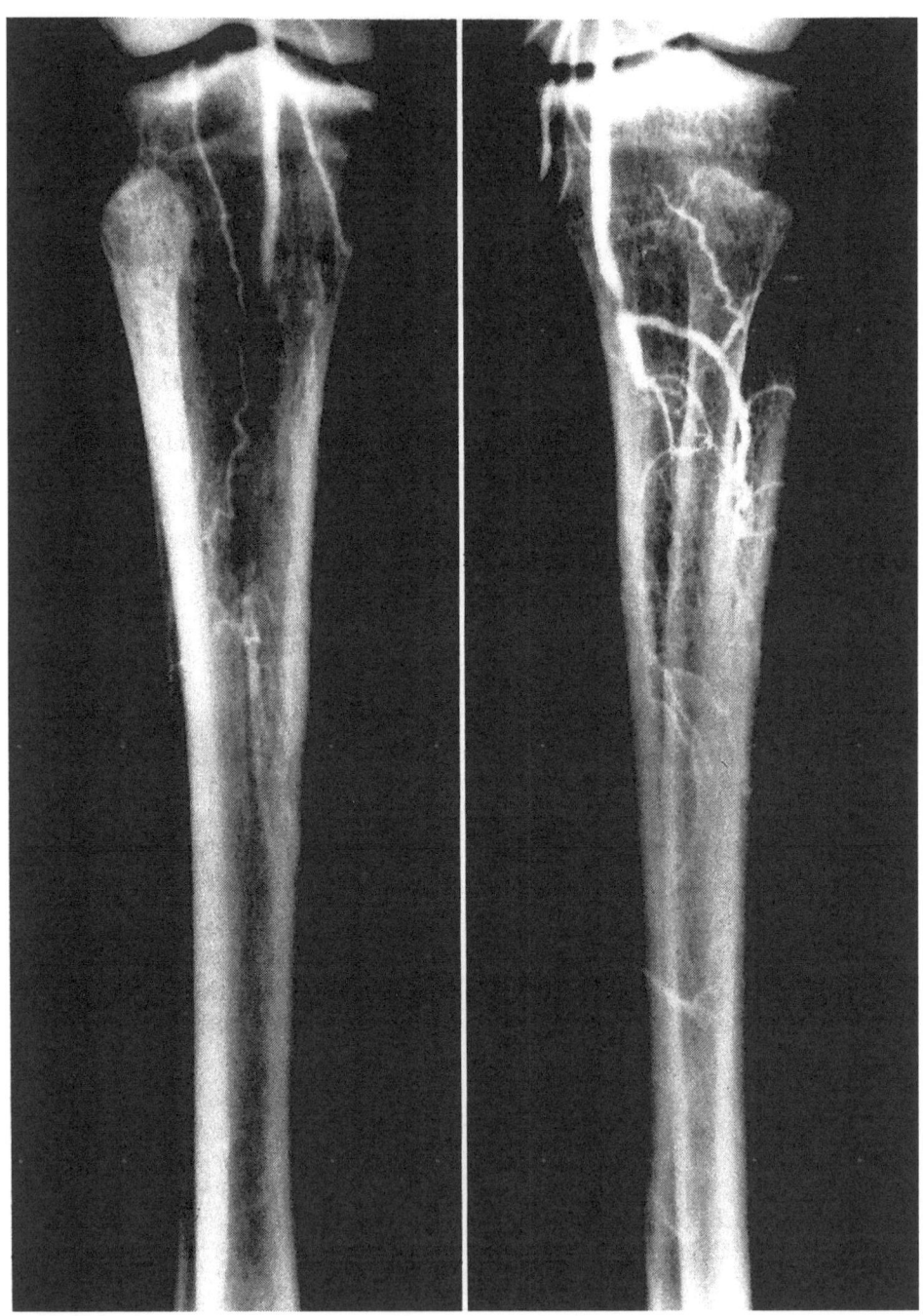

Abb. 58

Fall 19: Kunststoffinterponat bei Infekt 105

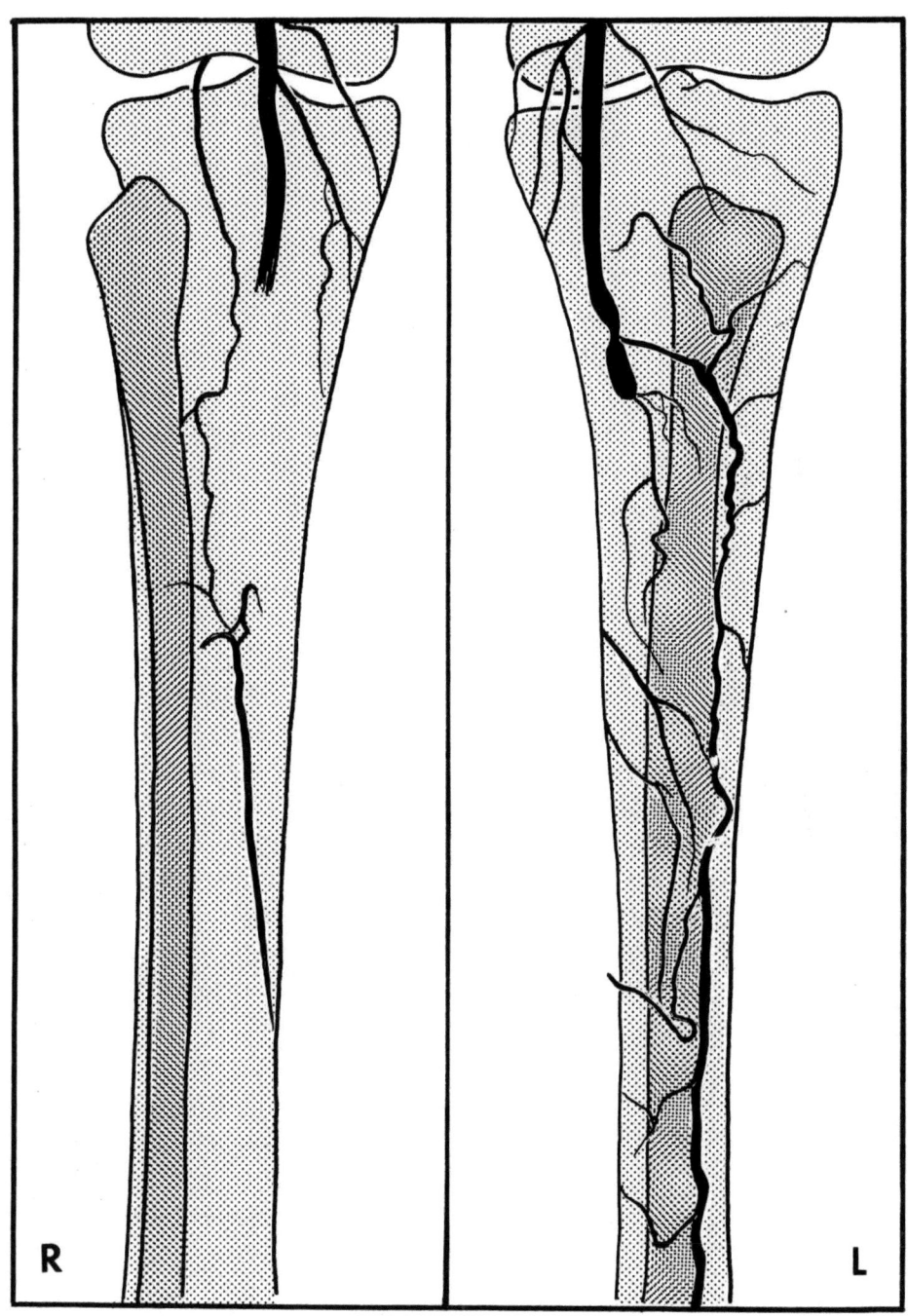

Abb. 58'

Fall 19: Kunststoffinterponat bei Infekt 107

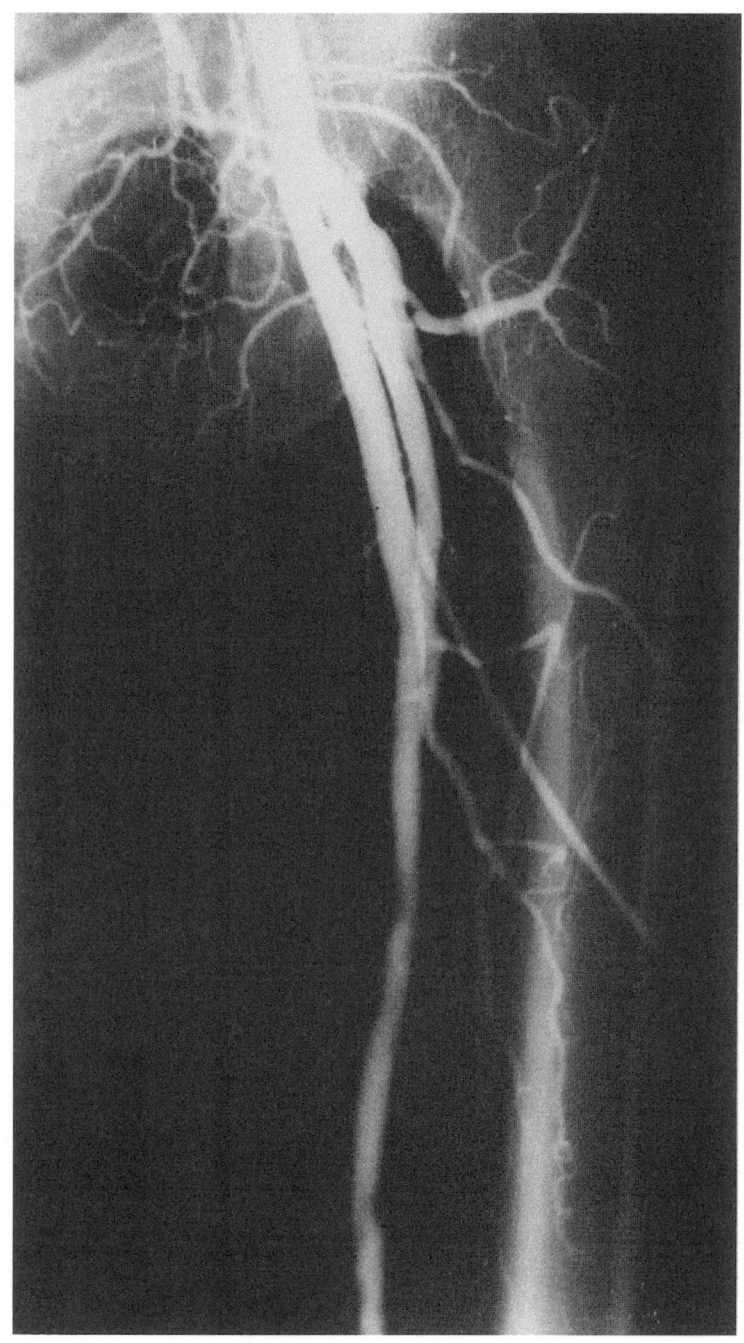

Abb. 59

108 Plantarphlegmone

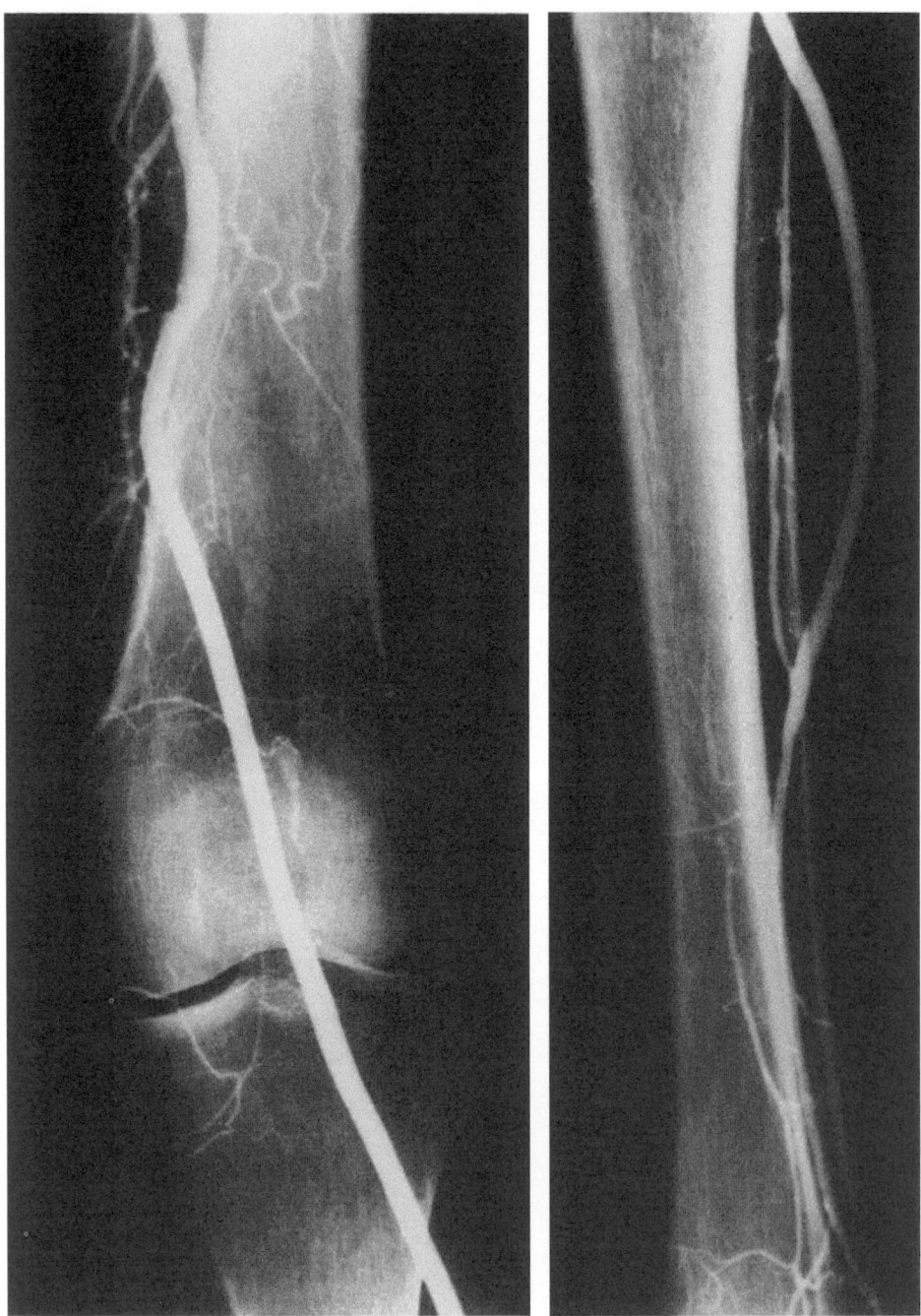

Abb. 60

Fall 19: Kunststoffinterponat bei Infekt

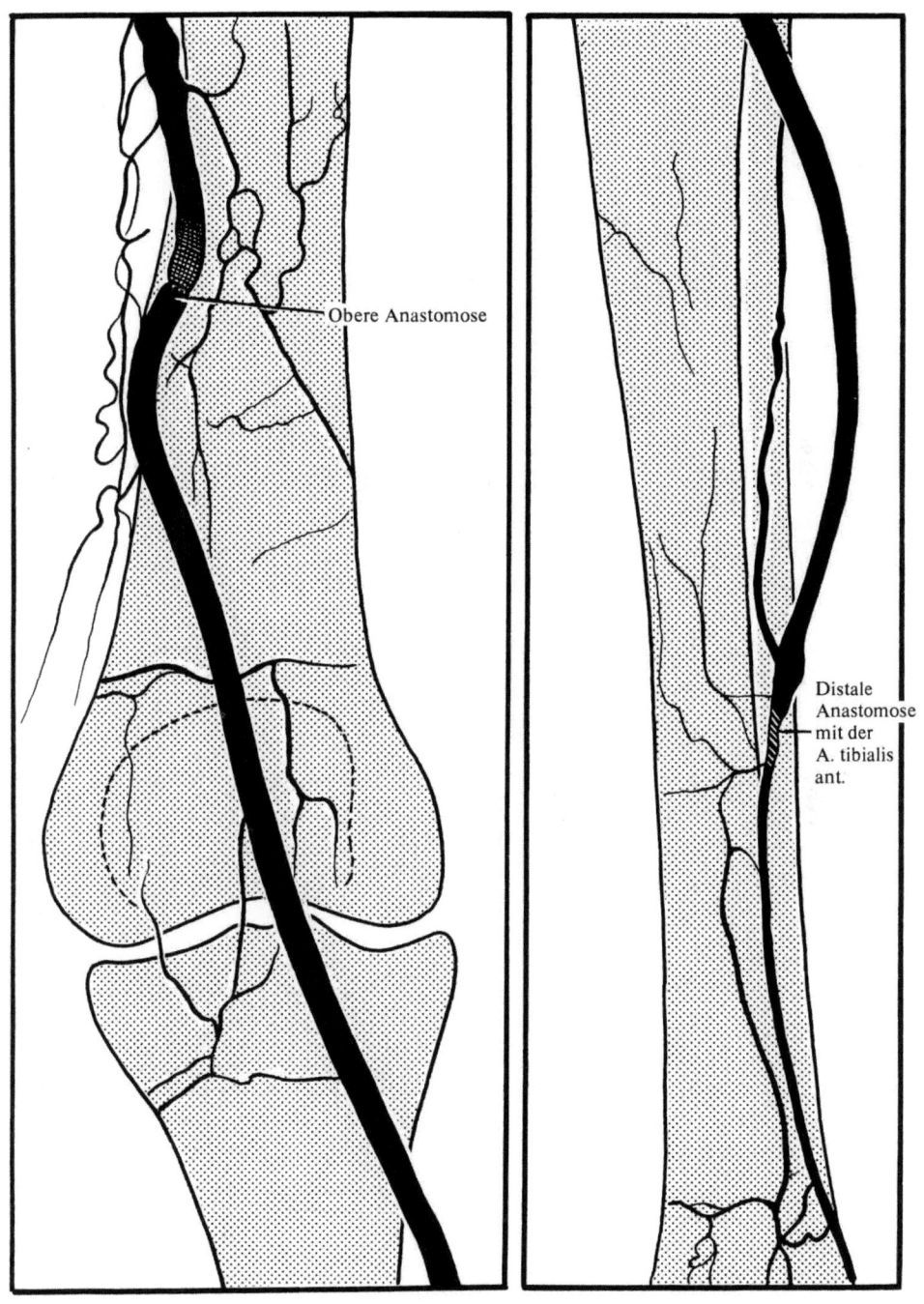

Abb. 60'

110 Plantarphlegmone

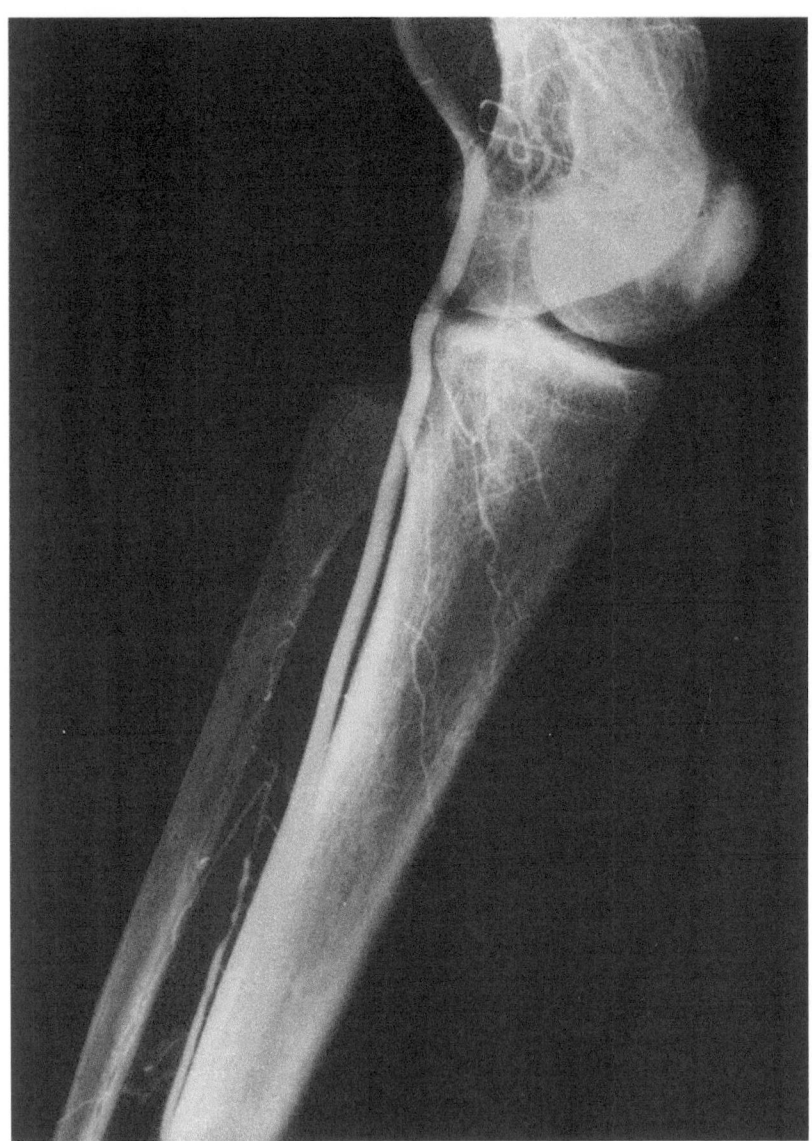

Abb. 61

Fall 19: Kunststoffinterponat bei Infekt 111

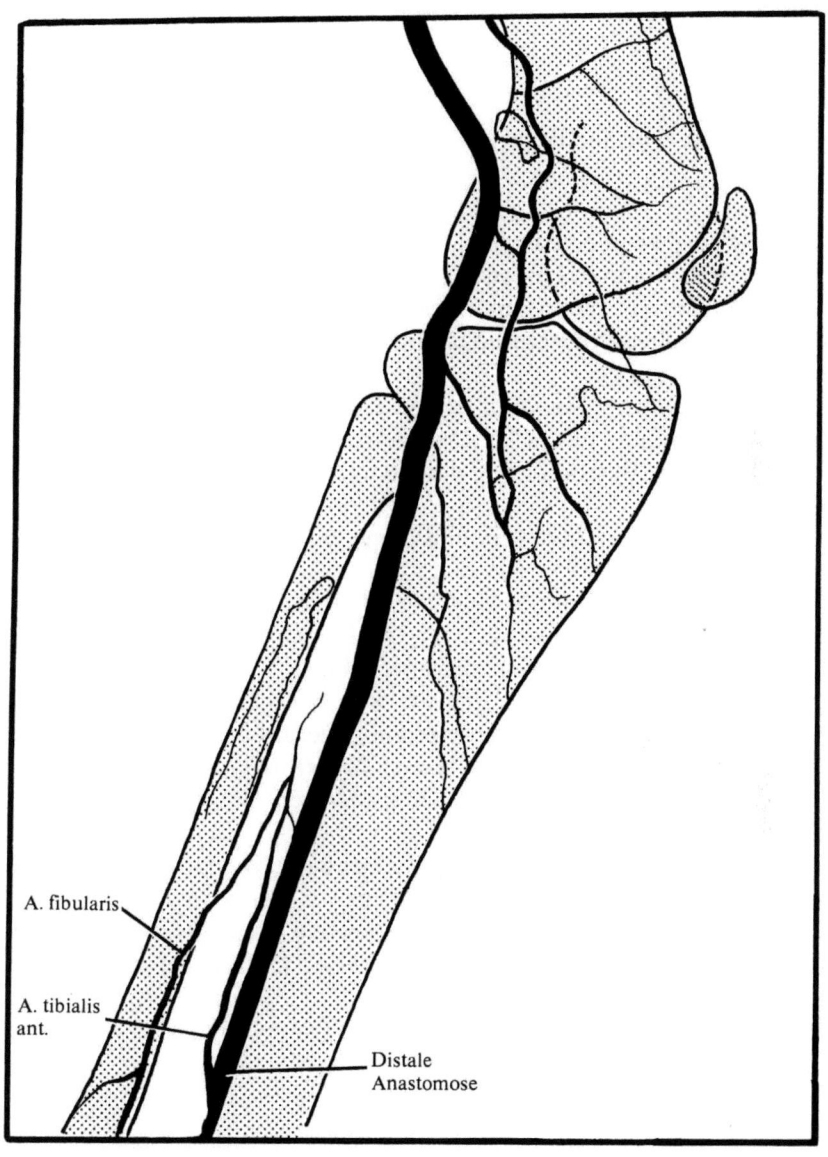

Abb. 61'

2.11 Atypischer cruraler Bypass

Fall 20: Iliaco-cruraler Bypass

Das 20. Beispiel zeigt eine ungewöhnliche Indikation für einen cruralen Bypass. Es ist eine iliaco-crurale Umleitung von rechts nach links.

Der Patient hat durch eine Kriegsverletzung eine steife Hüfte links, ein postthrombotisches Syndrom links und konsekutiv eine beträchtliche Arthrose des linken Kniegelenks.

Vor ca. 7 Jahren war der Beckenetagenverschluß links gefäßchirurgisch angegangen worden. In der gleichen Sitzung hatte man eine Sympathektomie durchgeführt. Die Indikation war damals durch ein nicht abheilendes Ulcus cruris gegeben.

Bei einem Reverschluß sah man keine chirurgische Möglichkeit, außer der Amputation.

Trotz der guten Begründung dieses Therapievorschlages (steifes Bein), lehnte der Patient die Amputation ab. Die Folgen des Versorgungsleidens waren auch in psychosozialer Hinsicht unverkennbar.

Zum Zeitpunkt unseres Eingriffs war der gesamte linke Unterschenkel sowohl an der Innen- wie Außenseite mit Ulcera (etwa 10 × 5 cm) bedeckt. Als Erhaltungsversuch blieb nur ein lateraler Anterior-Bypass, insbesondere aus den schon erwähnten Gesichtspunkten der besseren Wundheilung beim lateralen Zugang.

Durch die Voroperation in der Beckenetage zogen wir einen cross-bypass dem Eingriff an der Aorta abdominalis vor.

Abb. 62 und 63 zeigen das postoperative Ergebnis nach iliaco-cruralem Bypass mit einer PTFE-Prothese (teils spiralverstärkt, distal nicht verstärkt). Die Ulcera heilten rasch ab.

Fall 20: Iliaco-cruraler Bypass 113

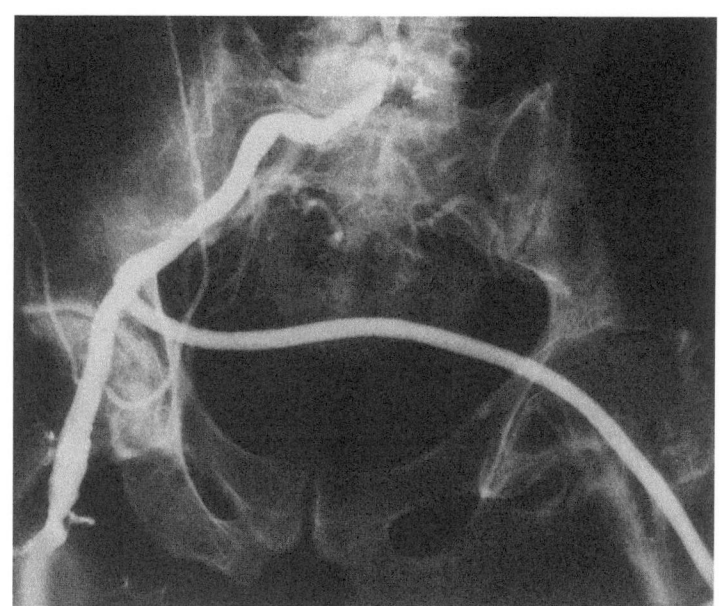

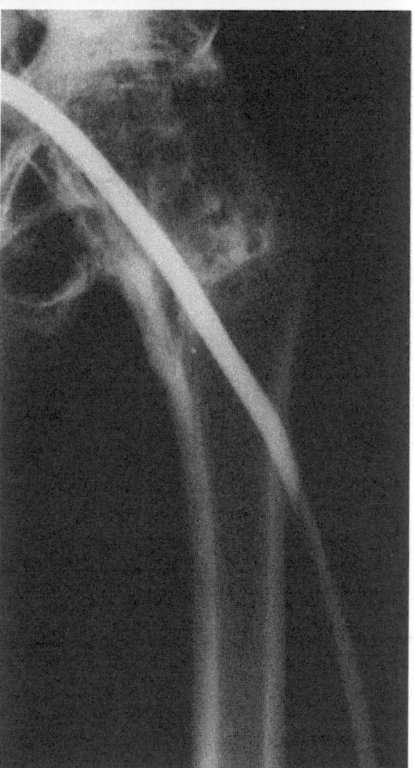

Abb. 62

114 Atypischer cruraler Bypass

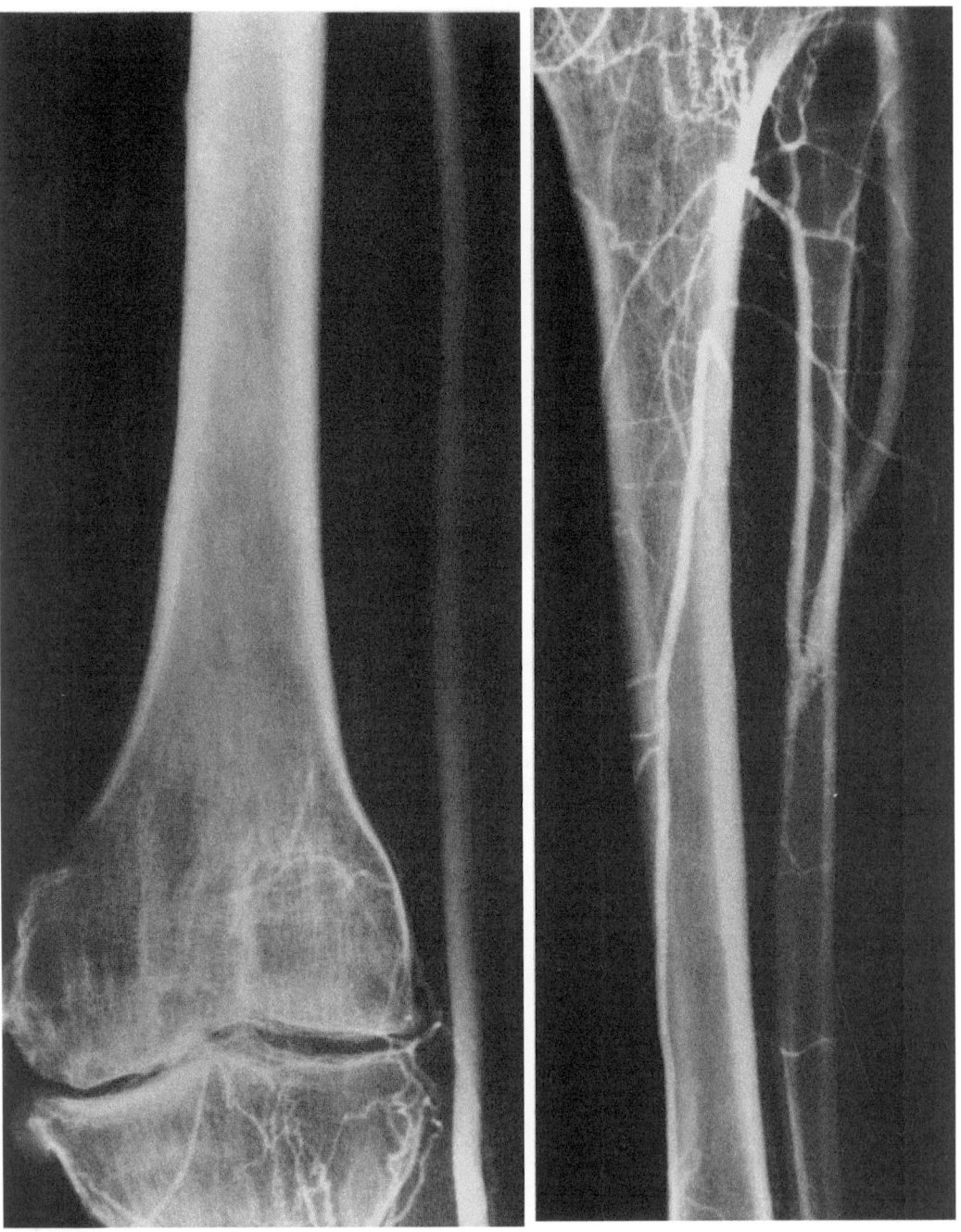

Abb. 63

2.12 Dilatation und Rekonstruktion

Fall 21: Cruro-cruraler Bypass

Mit dem folgenden Fall wollen wir den „Kampf um das letzte Bein" demonstrieren. Die präoperative Angiographie zeigt eine nicht mehr besserungsfähige Profunda, eine diffus veränderte Arteria femoralis superficialis mit einer fraglich dilatierbaren Stenose im Adduktorenkanal (Abb. 64 ganz unten). Die Arteria poplitea ist noch perfundiert (Abb. 65).

Der Fuß lebt nur von der Arteria tibialis anterior, die etwas oberhalb der Unterschenkelmitte verschlossen ist. Die Patientin war im Stadium III. Das rechte Bein war vor Jahresfrist in Kniegelenkshöhe amputiert worden.

Internistisch-angiologisch hatte man alles versucht; auch eine Defibrinierung war ohne Erfolg gewesen.

Chirurgischerseits hatte man eine lumbale Sympathektomie bereits ohne Erfolg durchgeführt.

Abb. 66 zeigt die Situation am Unterschenkel. Da die Arteria dorsalis pedis wieder dargestellt ist, führten wir einen cruro-cruralen Bypass mit autologer Vena saphena durch.

In Abb. 67 ist der Bypass dargestellt. Der Torsionsfehler wurde korrigiert (End-zu-End-Anastomose und kleiner Venenpatch in die Vorderwand).

Nach einigen Wochen wurden die Pulsationen schwächer. Wir sahen jetzt die Indikation gegeben, die Stenose im Adduktorenkanal zu dilatieren (Abb. 69). Ein überzeugender Erfolg blieb versagt, aber eine neue Stenose in der Arteria tibialis anterior — oberhalb des Anastomosengebiets — wurde dabei aufgedeckt (Abb. 68).

Diese Stenose wurde chirurgisch mit einem Streifentransplantat aus Dacronvelour angegangen.

Nach einer Funktionsdauer von insgesamt vier Monaten ist der Bypass verschlossen. Die Patientin war danach noch sechs Monate lang mit der Prothese nach Ablatio genu rechts gehfähig und ohne Ruheschmerz. Dann mußte dieses Bein ebenfalls amputiert werden.

Folgerung: Die Dilatation hämodynamisch wirksamer Stenosen von Arteria femoralis superficialis und Arteria poplitea gehört mit zum Therapiekonzept. Isolierte Stenosen der cruralen Arterien, zumal wenn von diesen Arterien das Schicksal des Beines abhängt, gehen wir lieber chirurgisch mit einer Erweiterungsplastik an.

116 Dilatation und Rekonstruktion

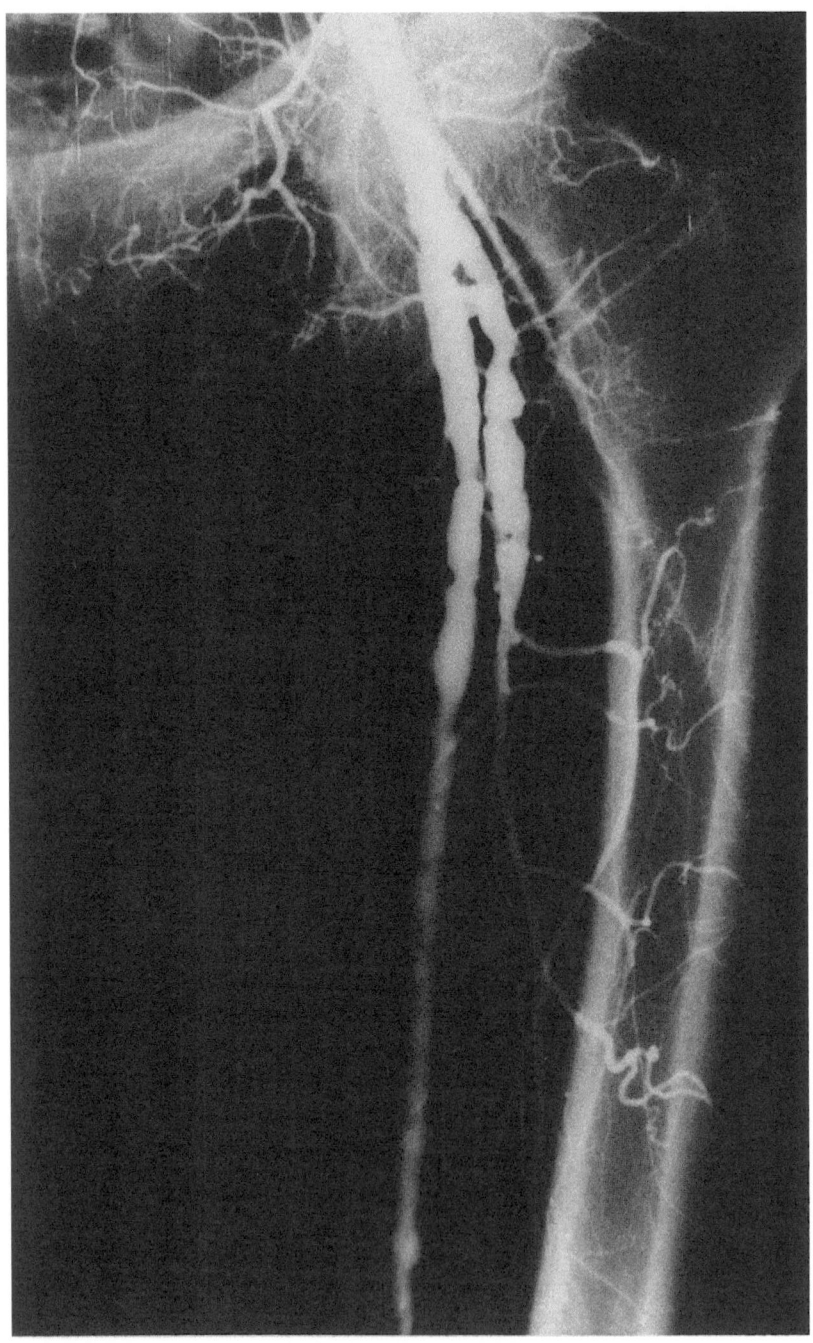

Abb. 64

Fall 21: Cruro-cruraler Bypass 117

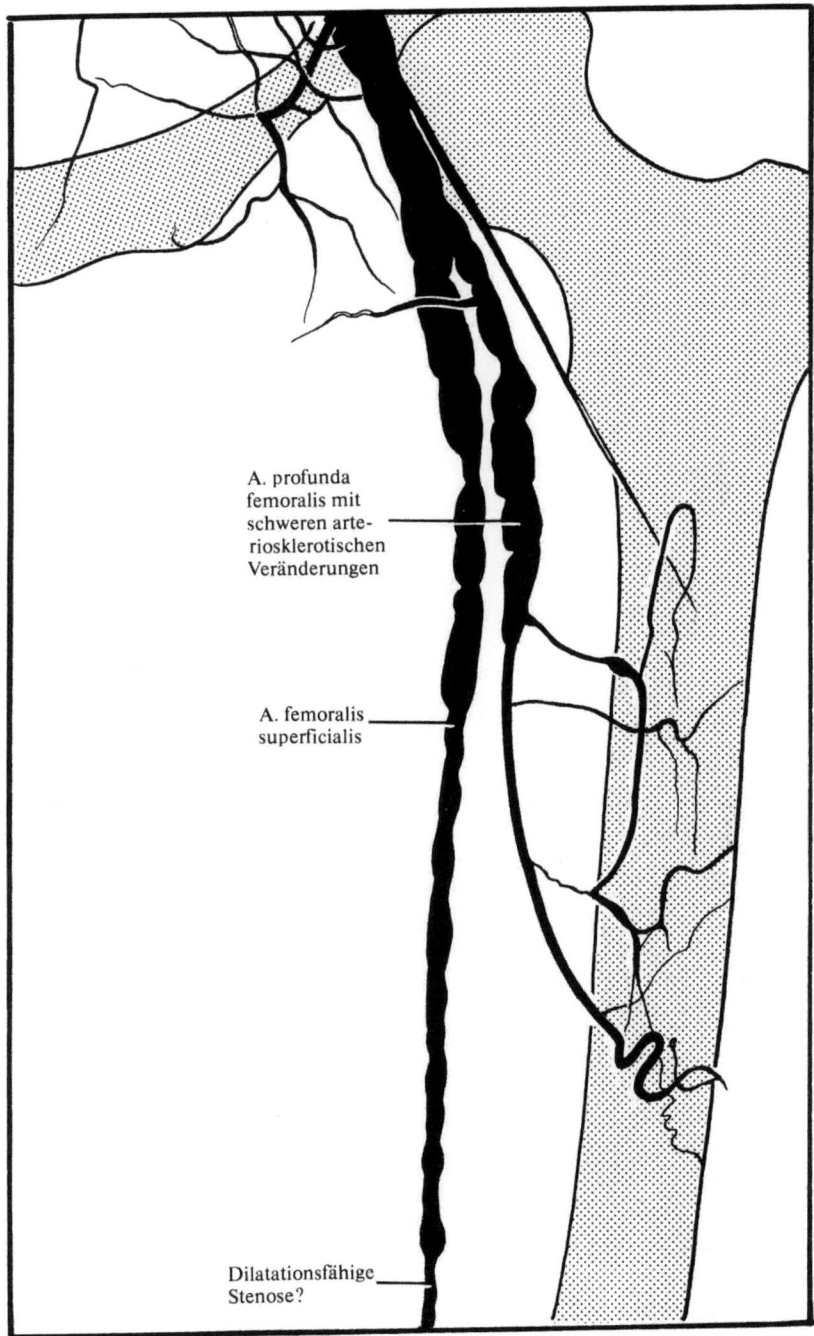

Abb. 64'

118 Dilatation und Rekonstruktion

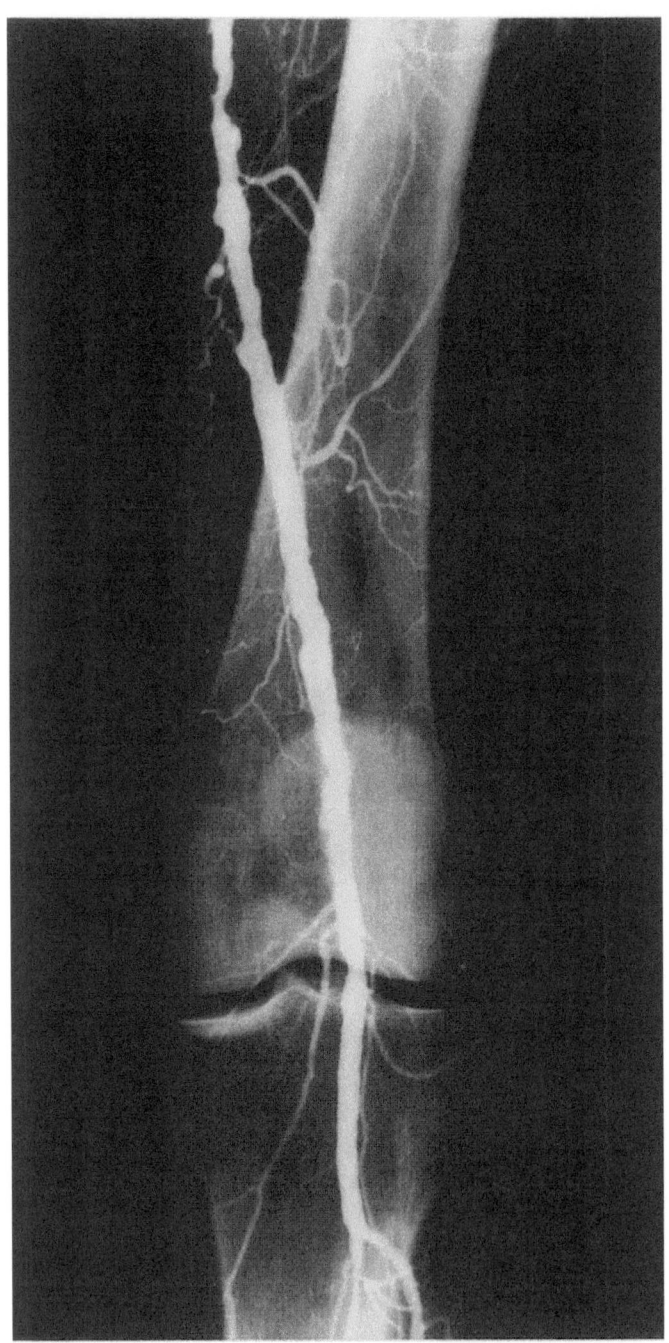

Abb. 65

Fall 21: Cruro-cruraler Bypass 119

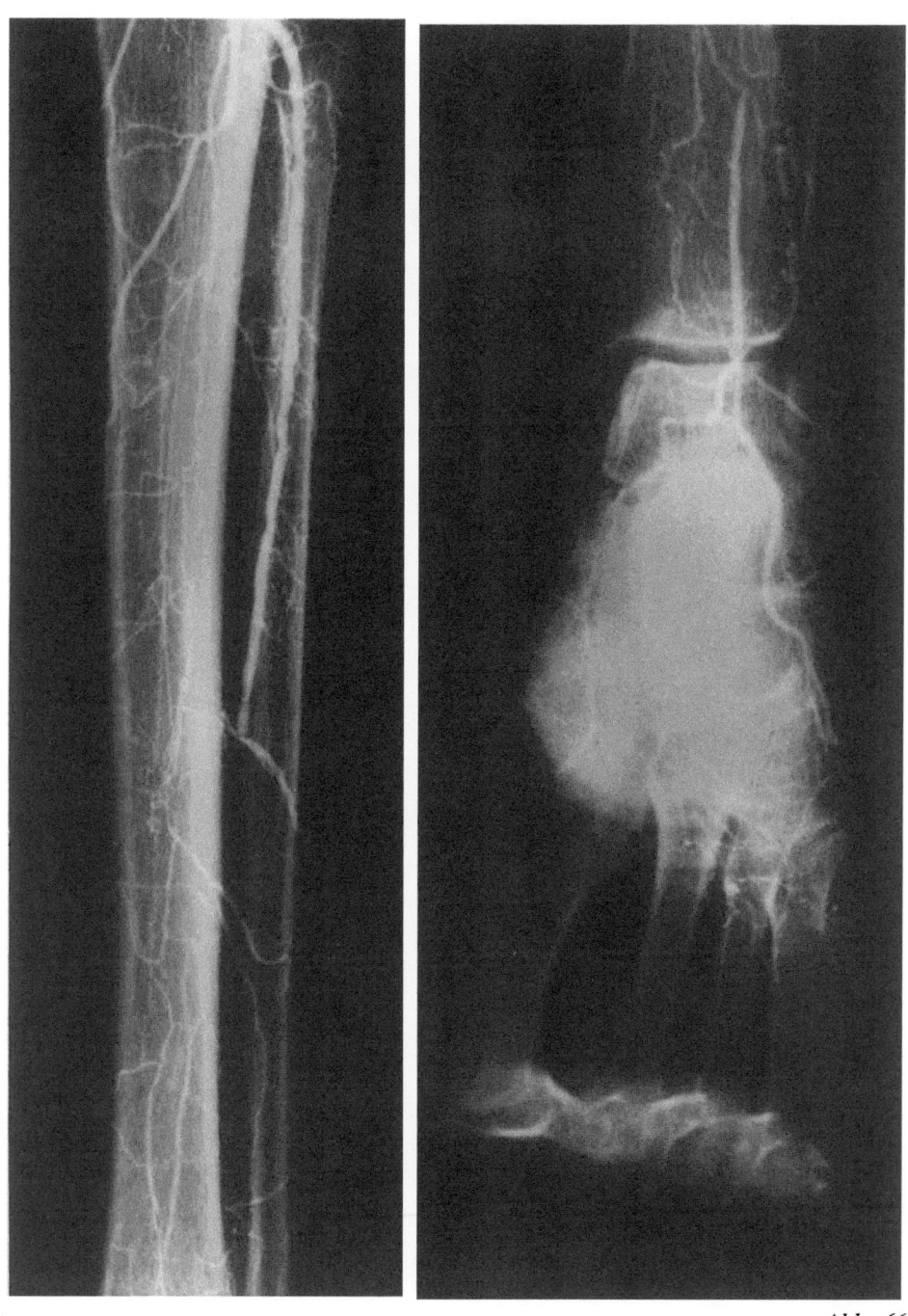

Abb. 66

120 Dilatation und Rekonstruktion

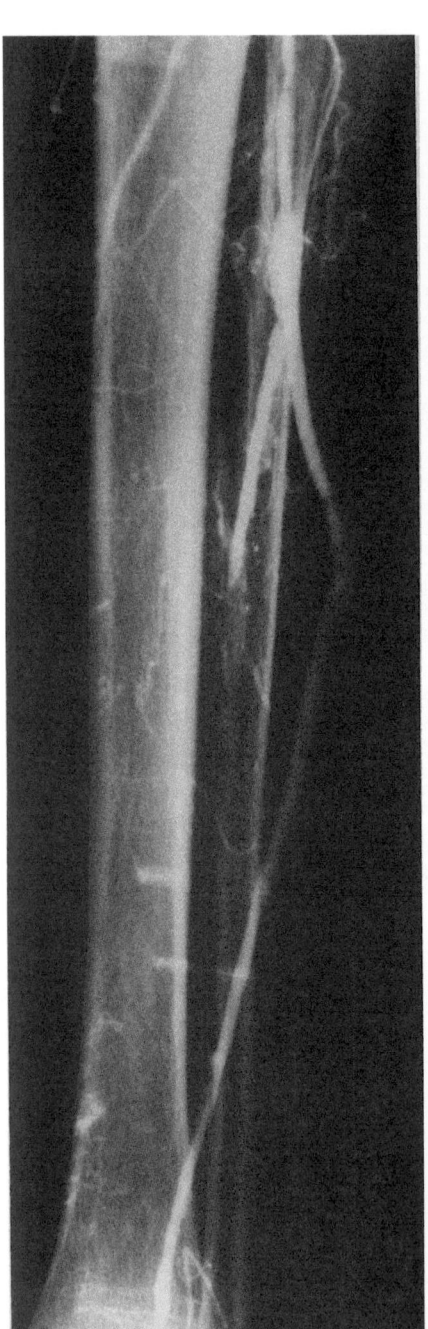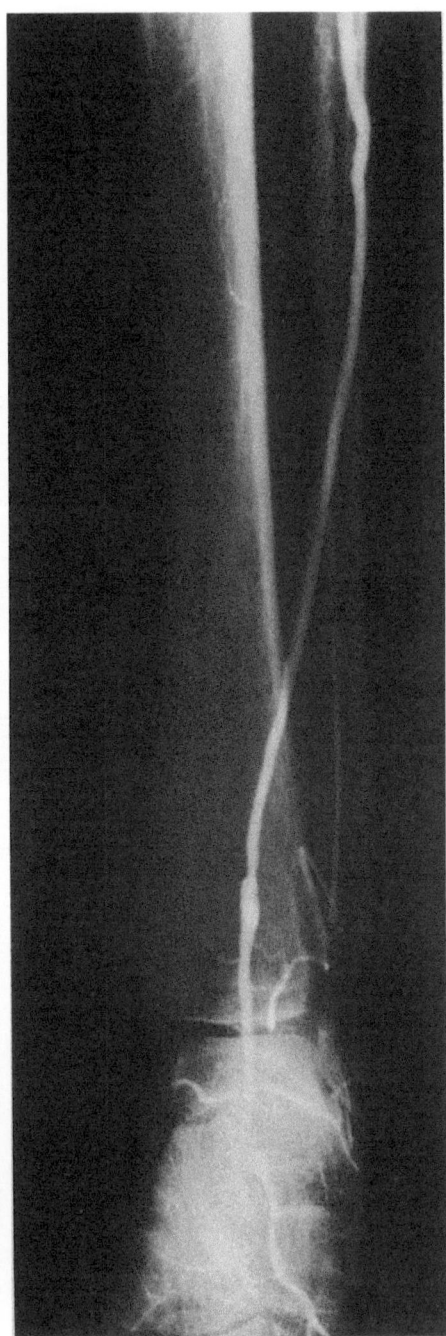

Abb. 67

Fall 21: Cruro-cruraler Bypass

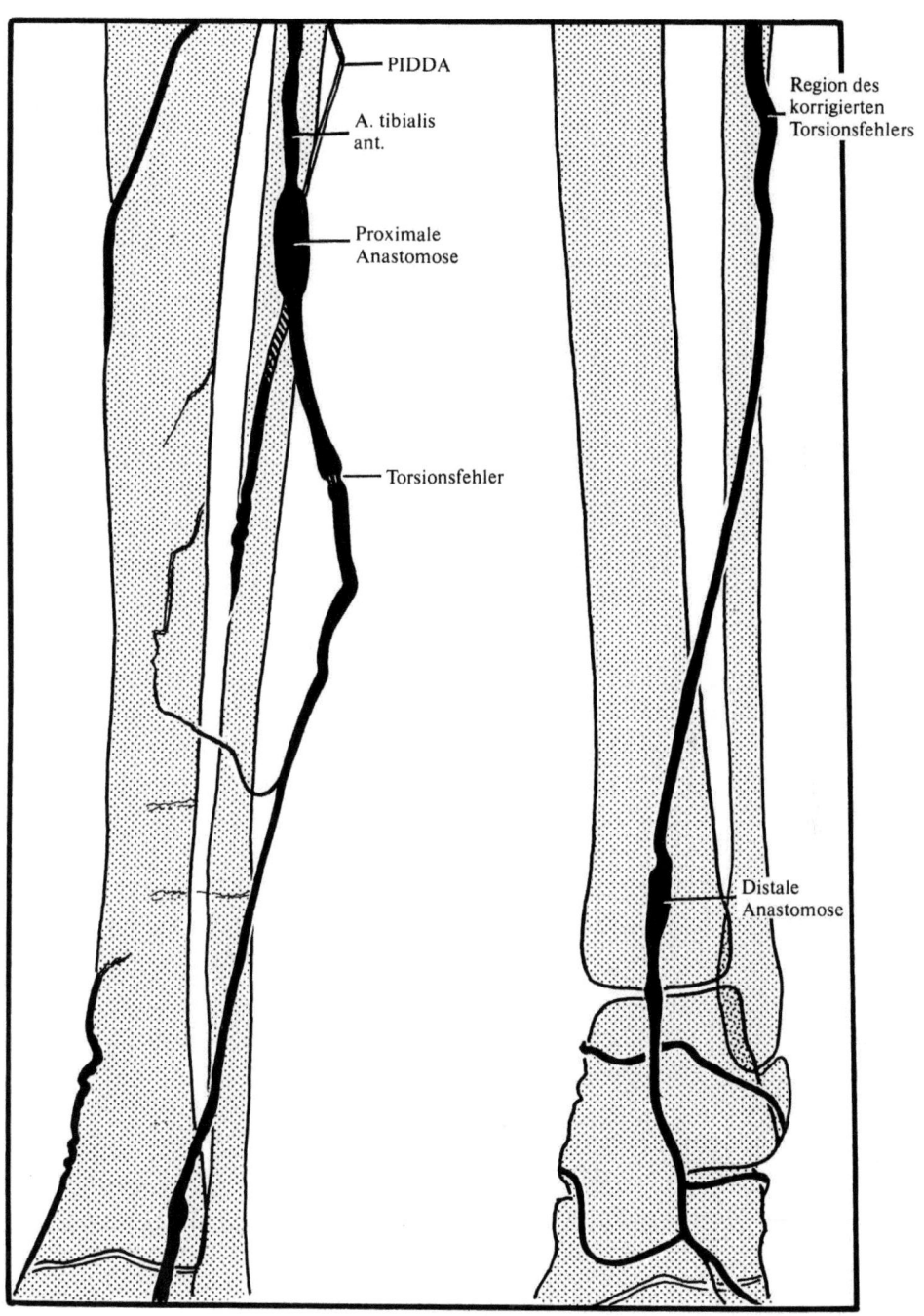

Abb. 67'

122 Dilatation und Rekonstruktion

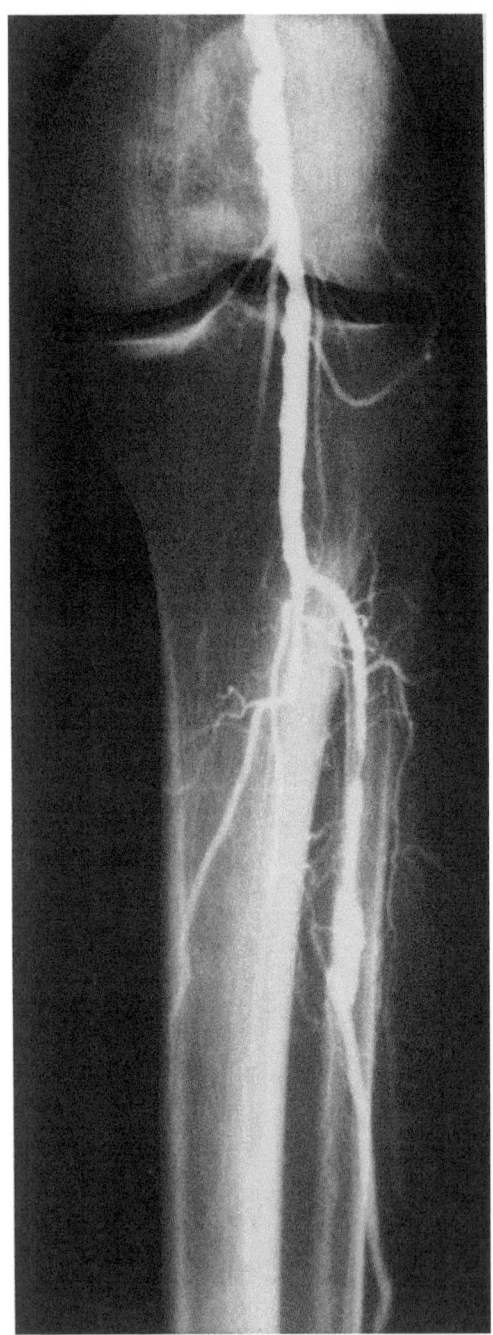

Abb. 68

Fall 21: Cruro-cruraler Bypass 123

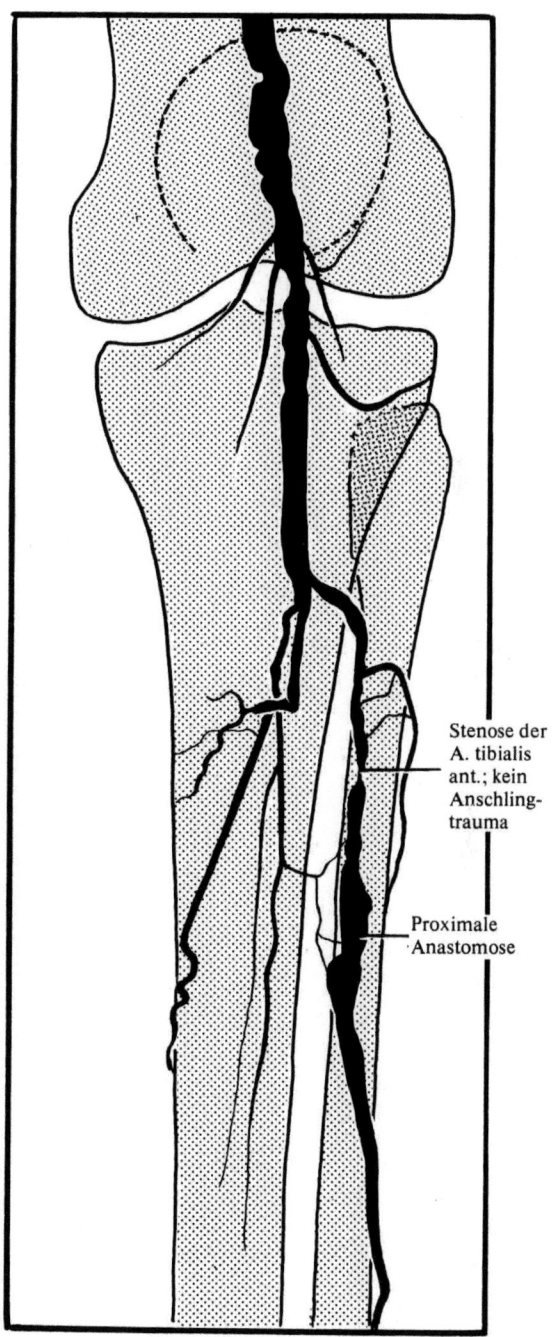

Abb. 68'

124　Dilatation und Rekonstruktion

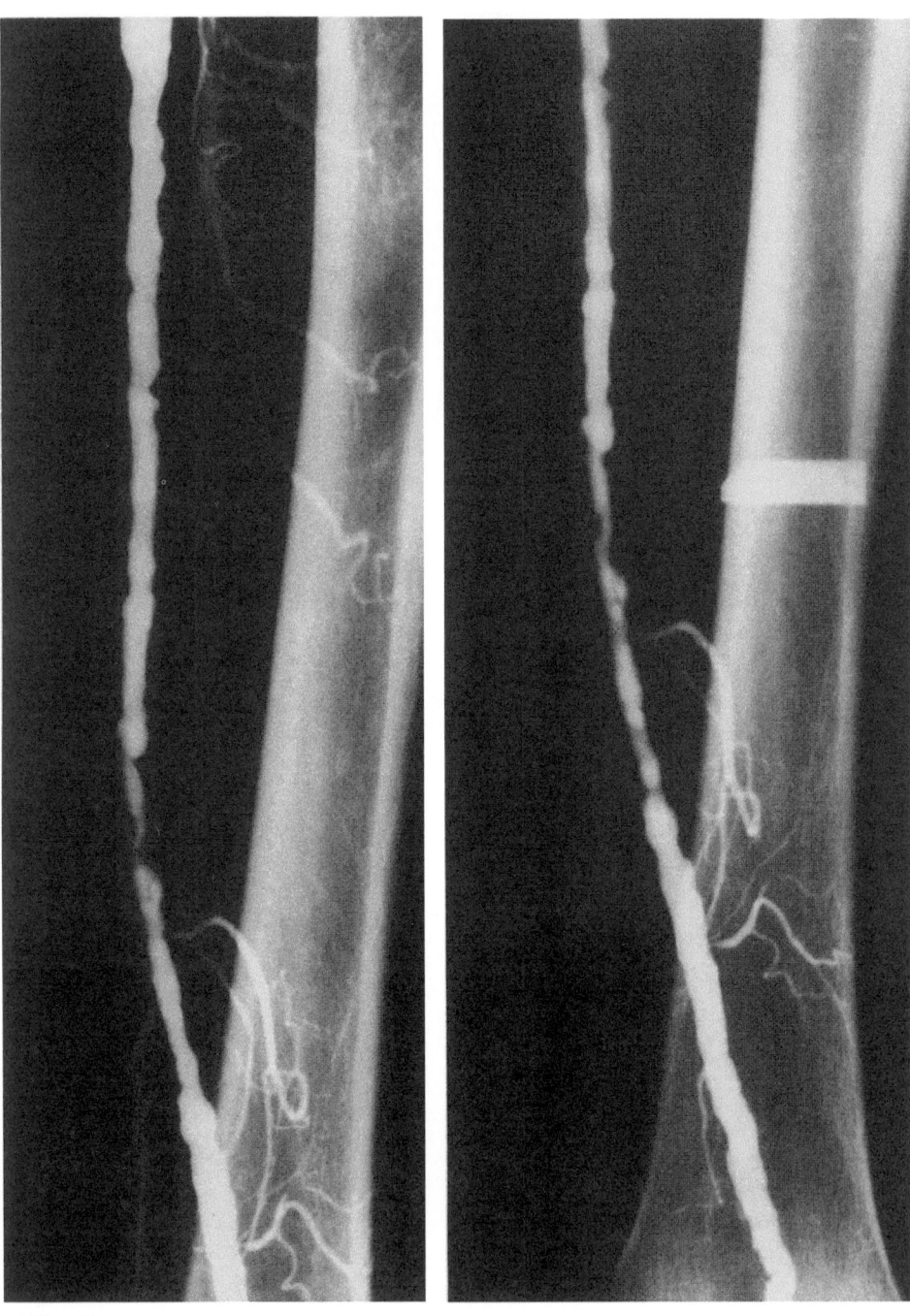

Abb. 69

Fall 21: Cruro-cruraler Bypass 125

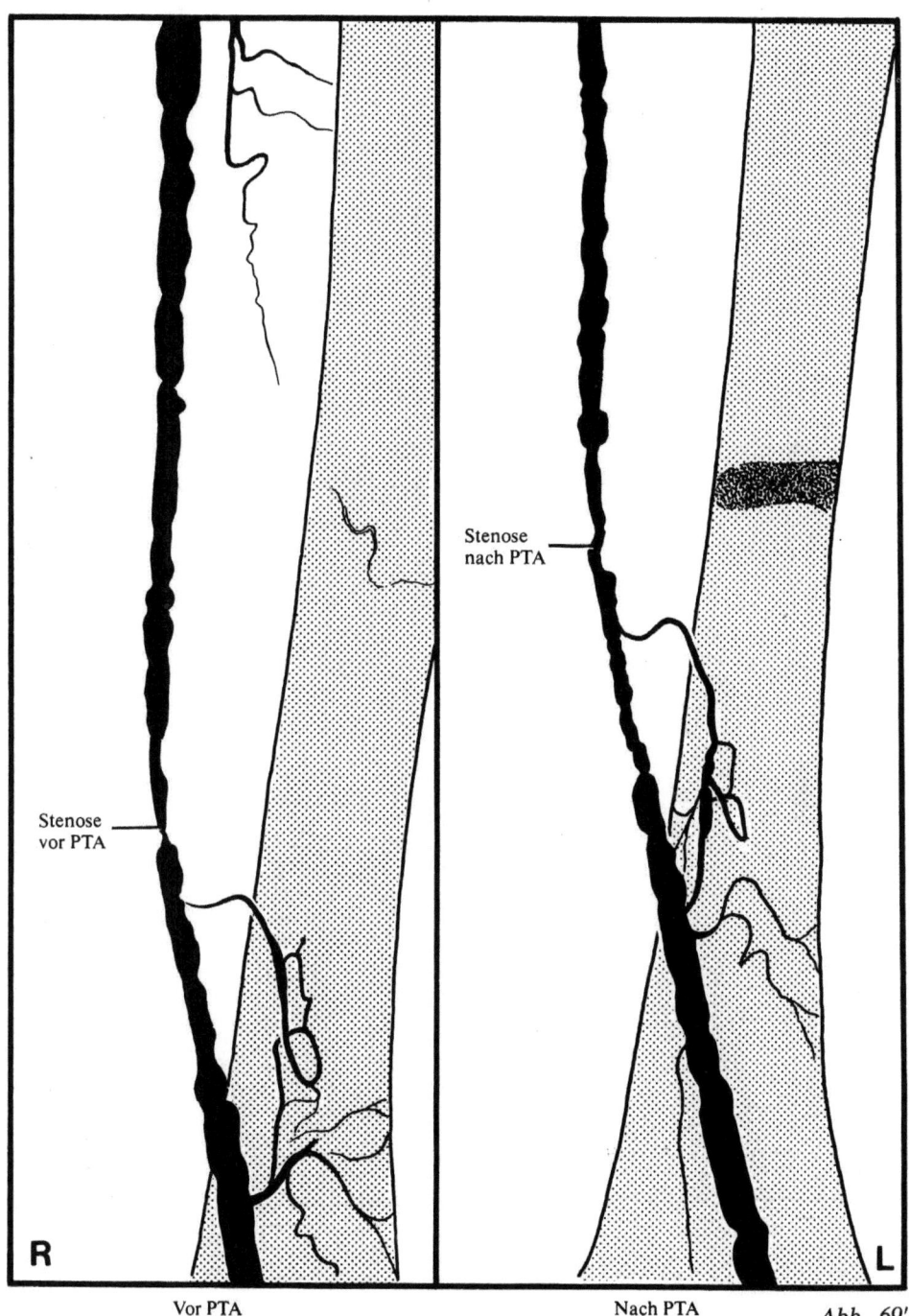

Vor PTA Nach PTA *Abb. 69'*

2.13 Doppelseitiger Fibularis-Bypass

Fall 22: Alternative zur Doppelamputation

Dieses Beispiel soll den optimistischen Aspekt der cruralen Gefäßchirurgie betonen. In Abb. 70 und 71 sind die proximale bzw. distale Anastomosenregion bei einem Patienten dargestellt, der an beiden Beinen mit einem Fibularis-Bypass vor der Amputation bewahrt wurde. Am rechten Bein wurde ein iliaco-cruraler Bypass vor ca. zwei Jahren implantiert. Es wurde damals der mediale Zugang gewählt. Die Wandbeschaffenheit der Fibularis war so ungünstig, daß man die Arterie nicht in Längsrichtung inzidieren konnte, sondern erst das Lumen nach querem Absetzen eröffnen konnte. Infolgedessen mußte eine End-zu-End-Anastomose angelegt werden.

Ein Jahr später bestand für das linke Bein derselbe Zwang zum rekonstruktiven Eingriff. Nach dem Gesetz der Symmetrie war am linken Bein ebenfalls nur noch die Arteria fibularis durchgängig. Auch hier wurde durch die schlecht nähbare Arterienwand der Operateur gezwungen, eine End-zu-End-Anastomose anzulegen. Wegen des bequemeren Zugangs wurde der linke Bypass als lateraler Fibularis-Bypass angelegt.

In der Abb. 72 sind beide Beine im seitlichen Strahlengang noch einmal angiographiert worden. Der „nahtlose" Übergang zwischen PTFE-Prothesen und der Arterie ist optimal dargestellt. Ebenso läßt sich durch die freie Projektion des Gefäßes außerhalb der Knochenstrukturen die Peripherie wesentlich besser als im a.-p.-Strahlengang beurteilen.

Dieser Patient demonstriert, daß bei scheinbar aussichtslosen Verhältnissen — eine einzelne Unterschenkelarterie, die zudem noch kaum nähbar erschien und Rekonstruktion durch gelenküberschreitende PTFE-Prothese — ein beachtliches Resultat erzielt werden kann.

128 Doppelseitiger Fibularis-Bypass

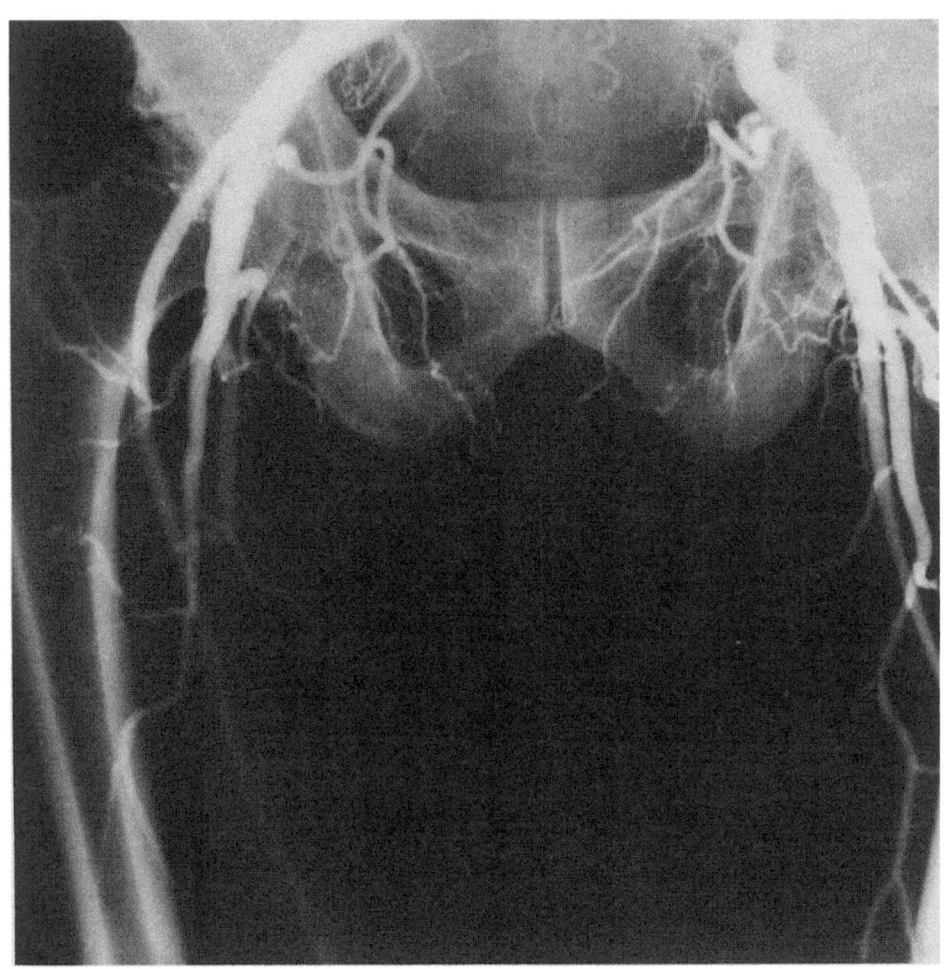

Abb. 70

Fall 22: Alternative zur Doppelamputation 129

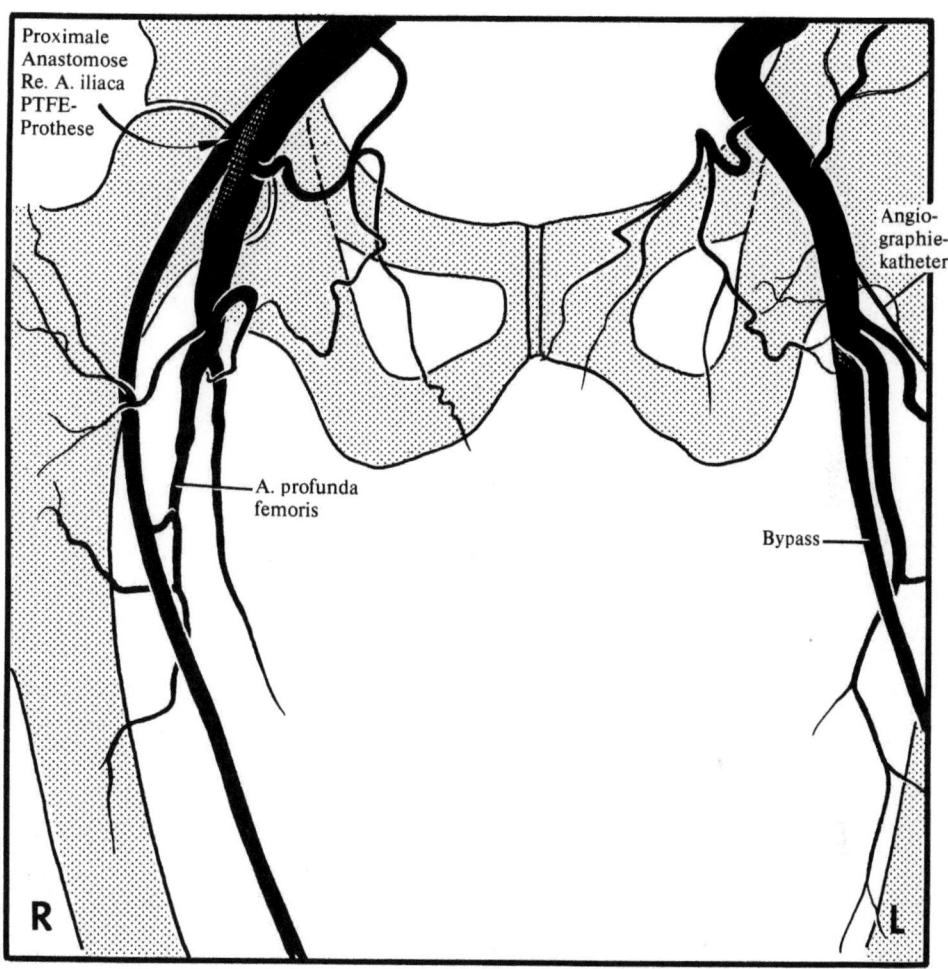

Abb. 70'

130 Doppelseitiger Fibularis-Bypass

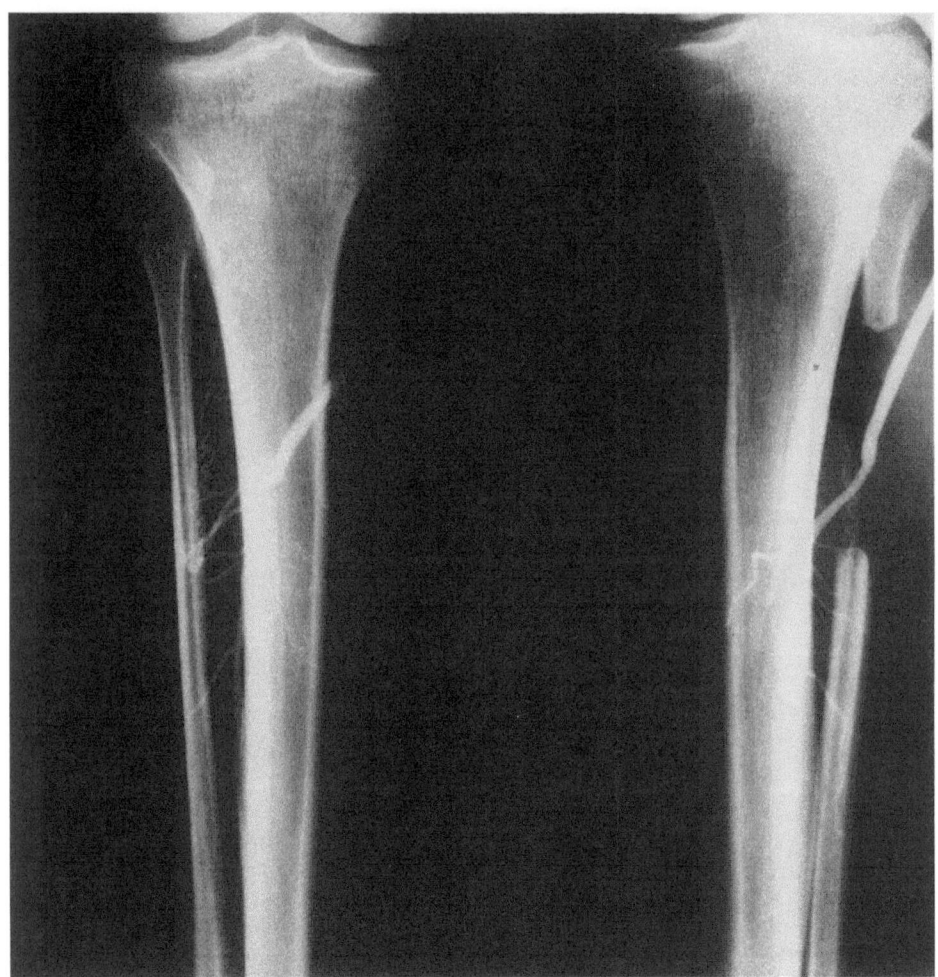

Abb. 71

Fall 22: Alternative zur Doppelamputation 131

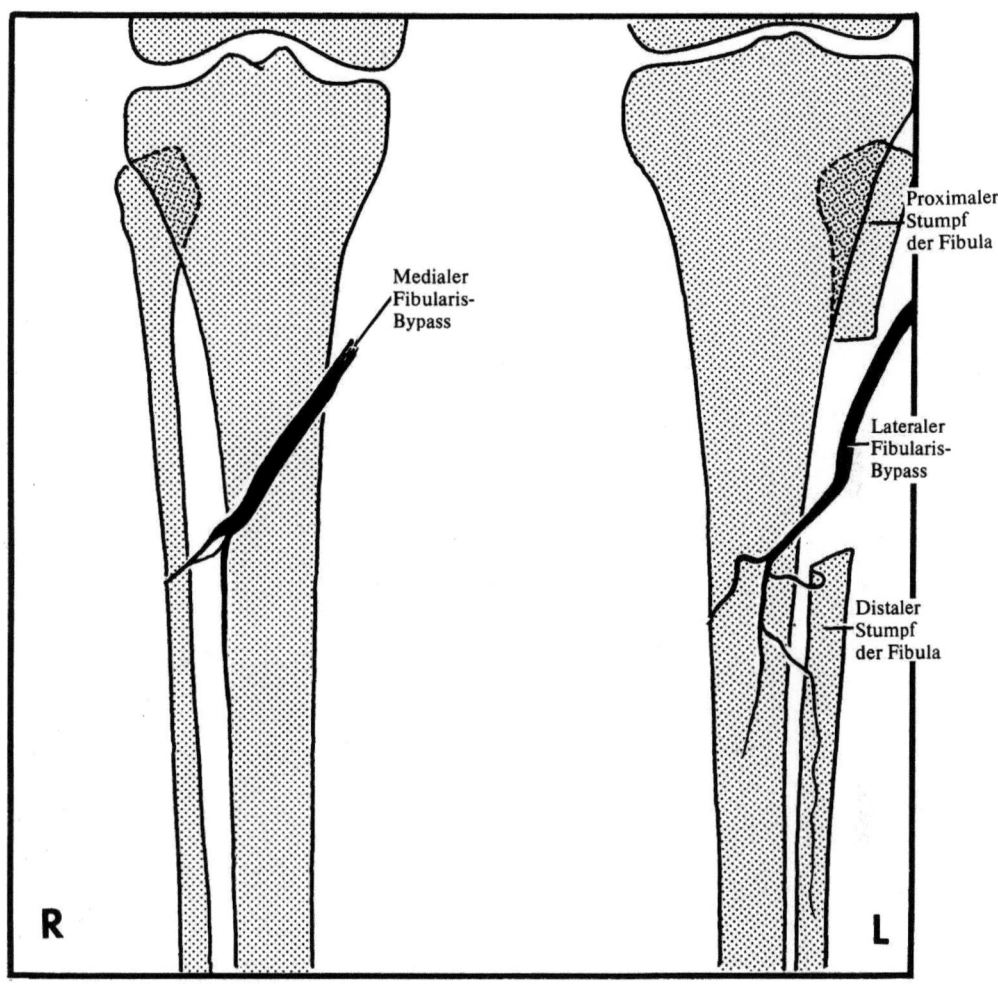

Abb. 71'

132 Doppelseitiger Fibularis-Bypass

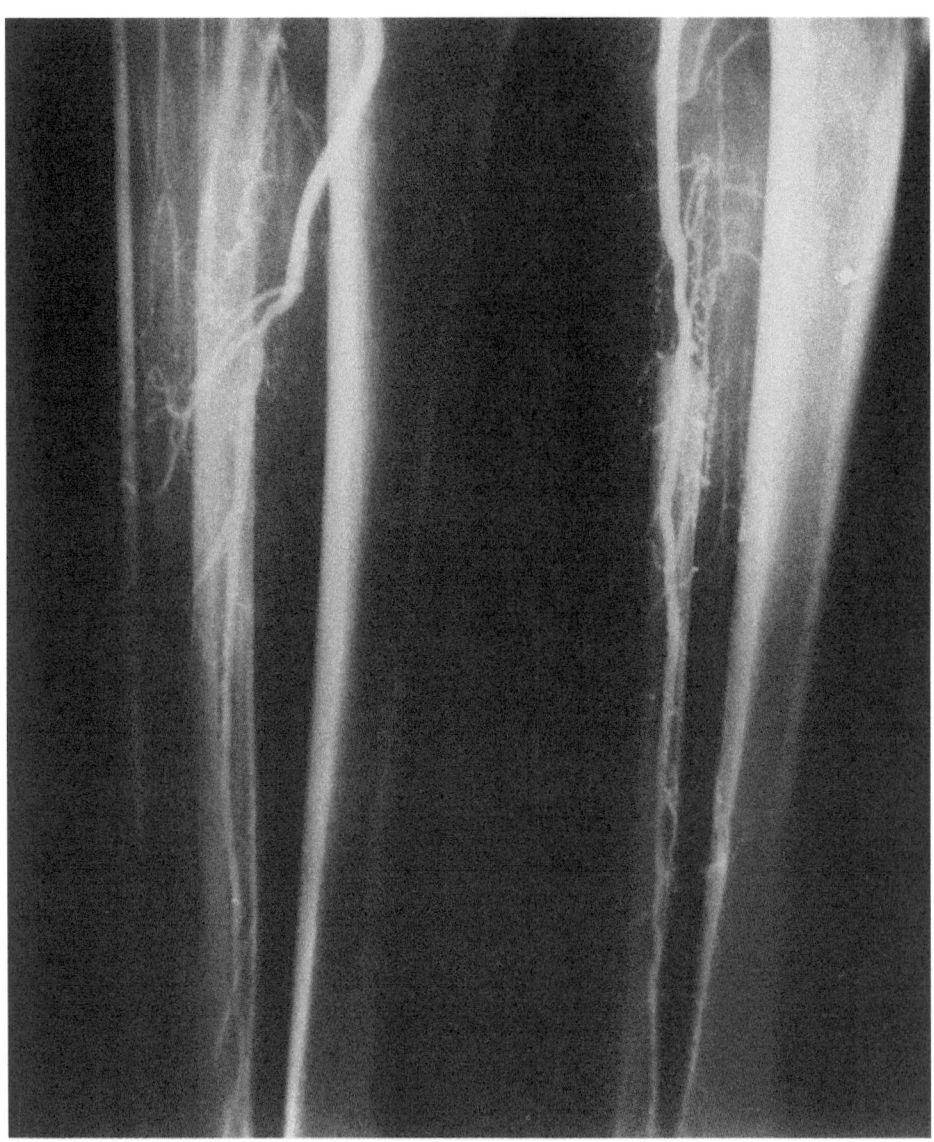

Abb. 72

Fall 22: Alternative zur Doppelamputation 133

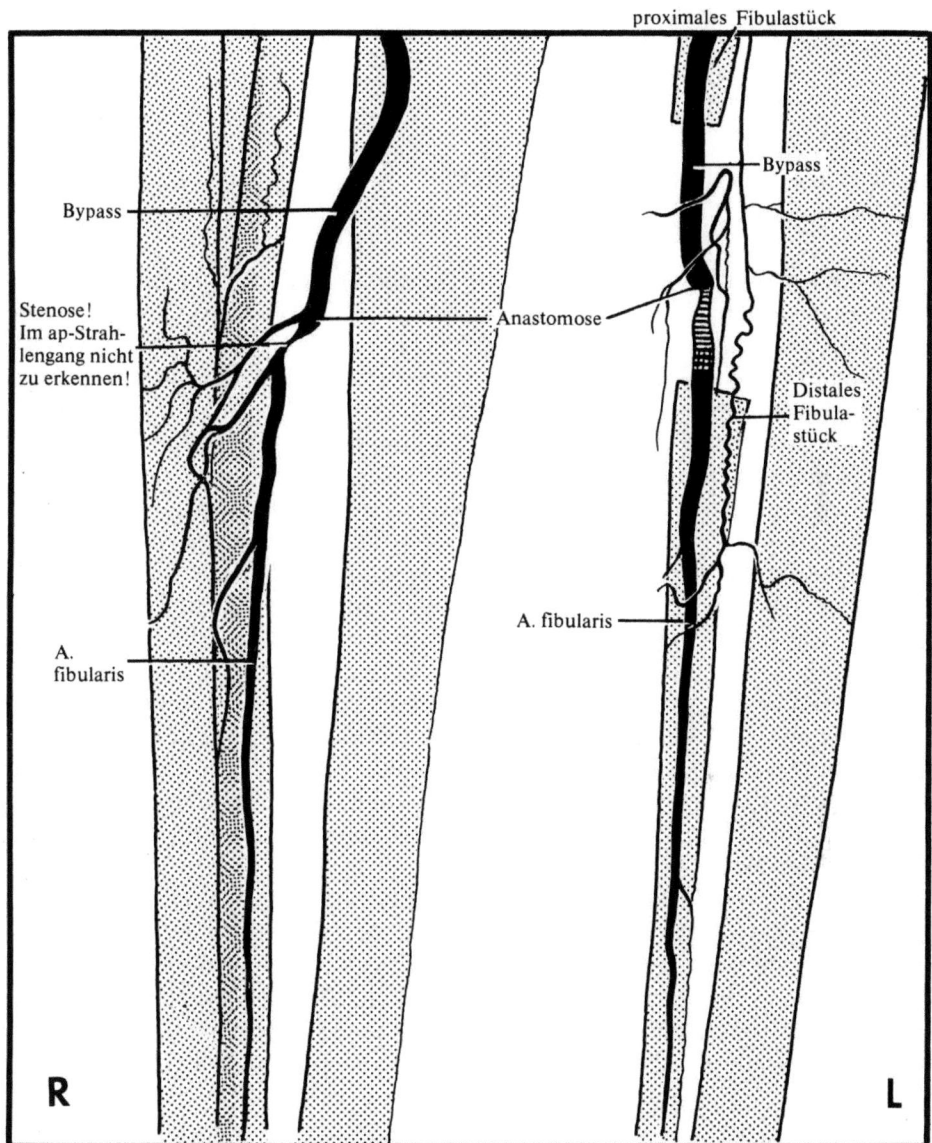

Abb. 72'

2.14 Hilfsmittel in der cruralen Chirurgie

Fall 23: Anterior-Bypass mit AV-Fistel

Dieses Beispiel soll den Ausblick in eine zukunftsträchtige Technik der cruralen Chirurgie eröffnen. Der Patient hatte im Krieg multiple Granatsplitterverletzungen des Beines davongetragen. Durch das postthrombotische Syndrom bestand schon immer eine Schwellneigung des Beines. Im Rahmen der sich allmählich entwickelnden arteriellen Durchblutungsstörung brachen die Narben in Sprunggelenkshöhe auf und trotzten jeglichem konservativen Therapieversuch, auch unter stationären Bedingungen.

Die präoperative Angiographie (s. Abb. 73-75) zeigt, daß nur noch eine regelrechte Unterschenkelarterie bis Unterschenkelmitte dargestellt ist, die eine lange, allerdings erstaunlich kräftige Kollaterale zum Fuß abgibt. Wir sahen hier eine Indikation zur Rekonstruktion mit Hilfe einer Seit-zu-Seit angelegten AV-Fistel. Die Hinterwand der Anastomose wurde durch die aneinandergenähten Wände von Vene und Arterie gebildet. Das gemeinsame Vorderwandostium wurde jetzt für die Anastomose des Bypass verwendet.

In diesem Fall bestand das Bypass-Material aus einer Kombination von PTFE-Prothese und boviner Kollagenprothese. Dabei wurde die proximale Anastomose zwischen PTFE-Prothese und dem Hauptstamm der Profunda hergestellt (Taille in Abb. 76). Für die distale Anastomose wurde die Kollagenprothese verwendet.

Die postoperative Kontrollangiographie zeigt den durchgängigen Bypass mit der End-zu-End-Anastomose (Abb. 77) der beiden Bypass-Materialien, den raschen Übertritt des Kontrastmittels von der Anastomose in das venöse System und die gute periphere Darstellung des arteriellen Systems bis zum Fuß. Dabei muß man bedenken, daß die periphere Darstellung schon in ganz frühen Phasen der Angiographie so gut ist (Abb. 78 und 79) wie nach wesentlich längerer Zeit im präoperativen Angiogramm (Abb. 75).

Fall 23: Anterior-Bypass mit AV-Fistel 135

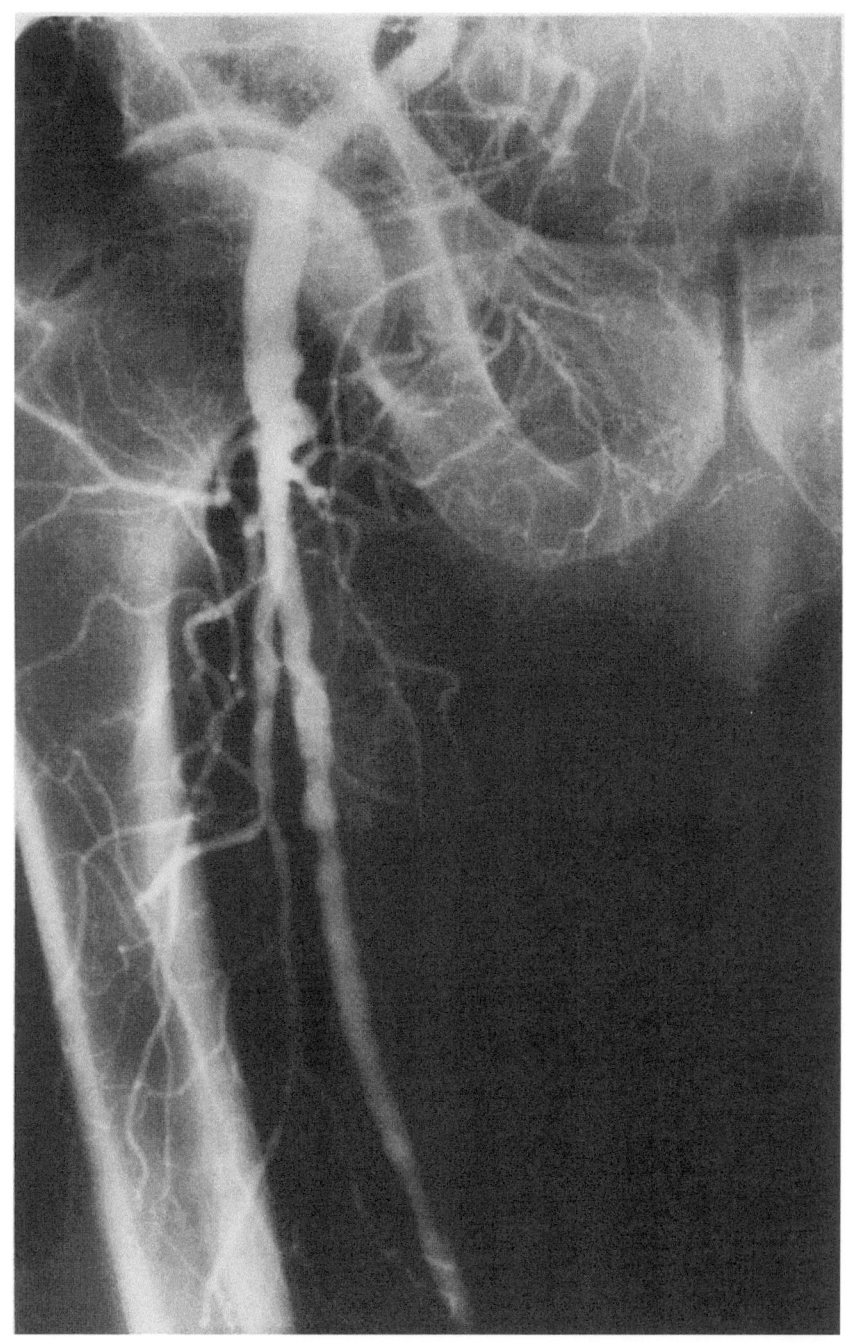

Abb. 73

136 Hilfsmittel in der cruralen Chirurgie

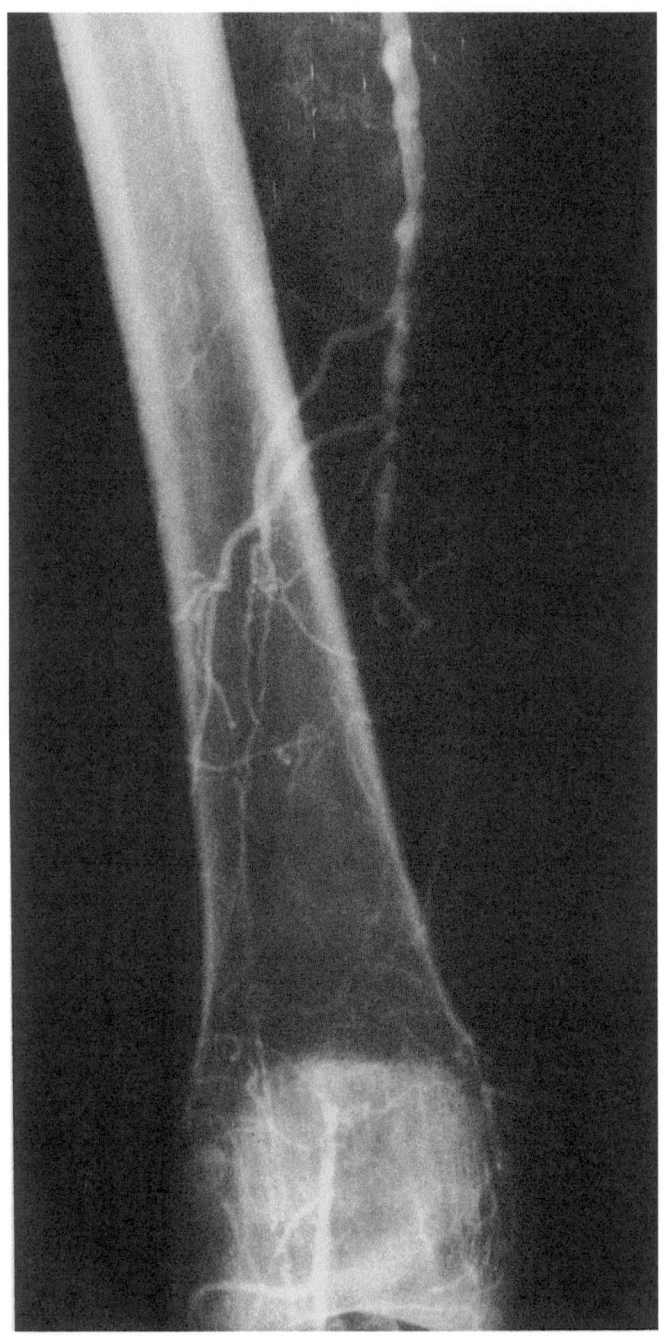

Abb. 74

Fall 23: Anterior-Bypass mit AV-Fistel

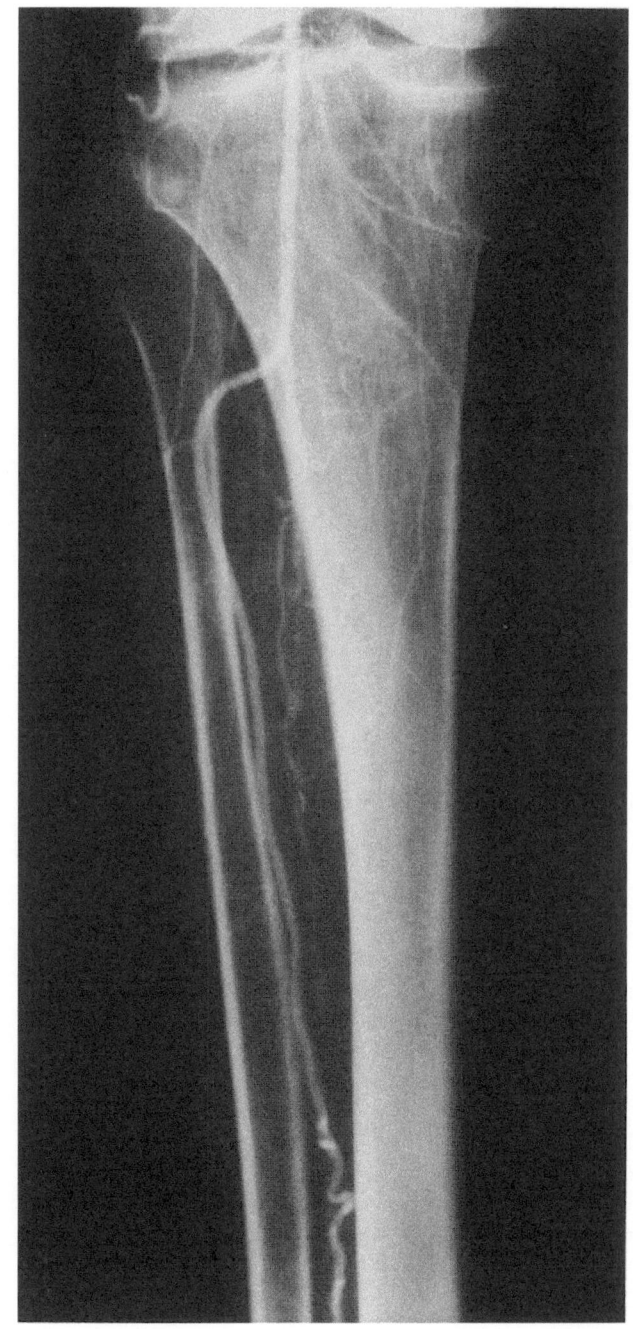

Abb. 75

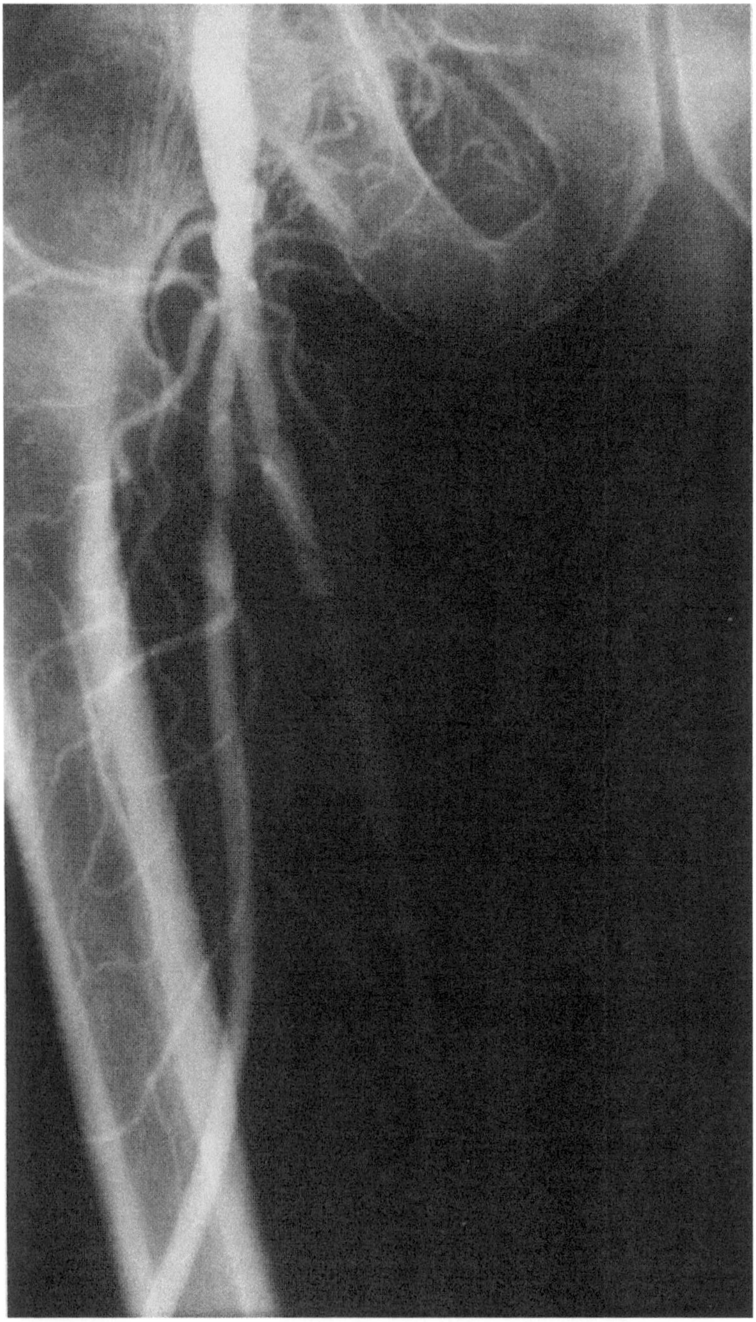

138   Hilfsmittel in der cruralen Chirurgie

Abb. 76

Fall 23: Anterior-Bypass mit AV-Fistel 139

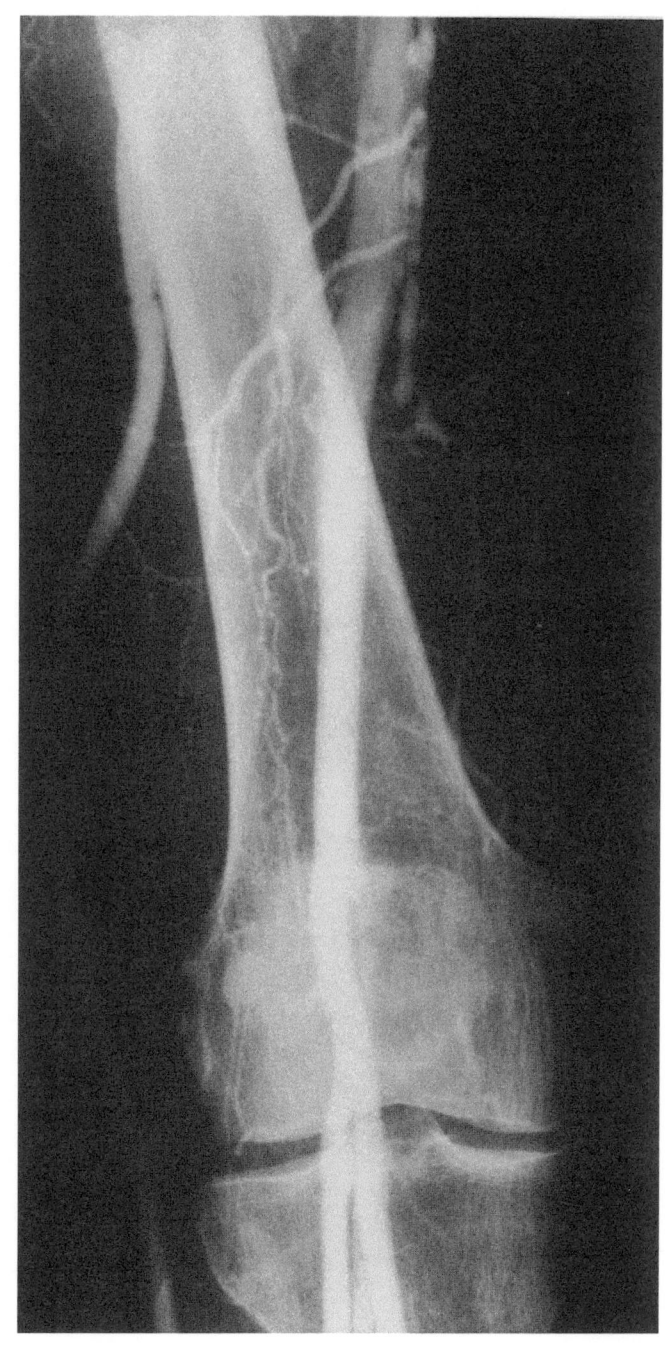

Abb. 77

140 Hilfsmittel in der cruralen Chirurgie

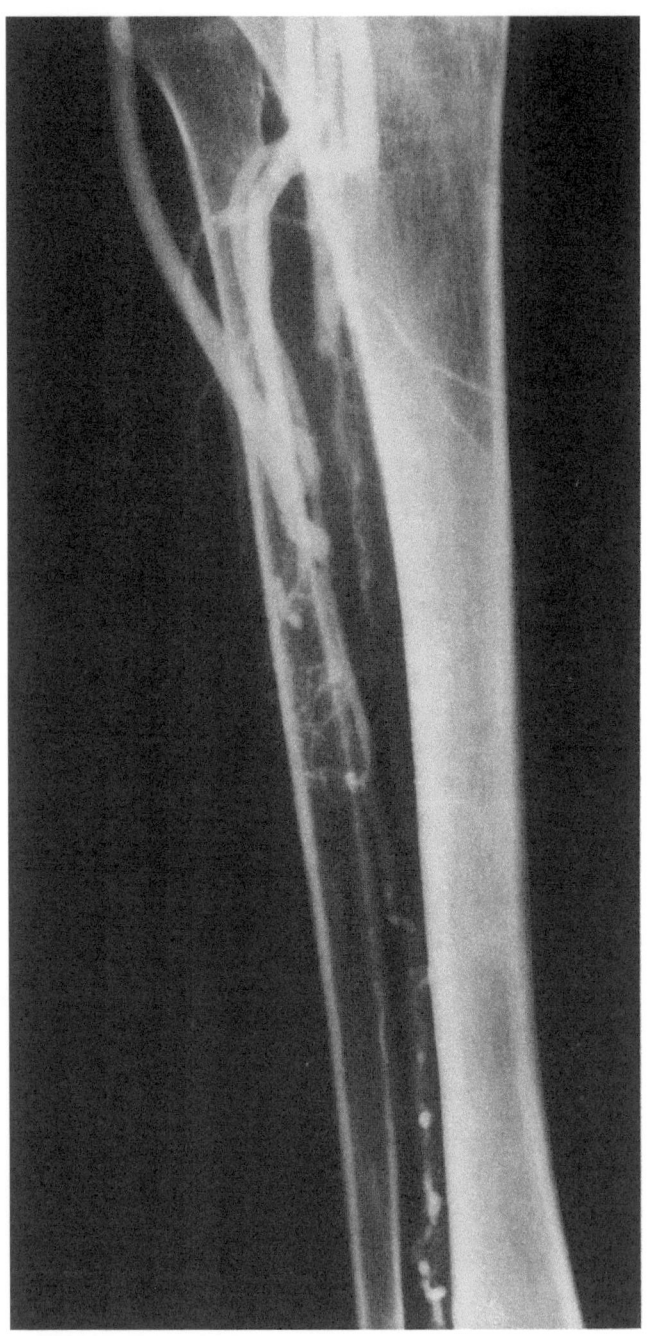

Abb. 78

Fall 23: Anterior-Bypass mit AV-Fistel 141

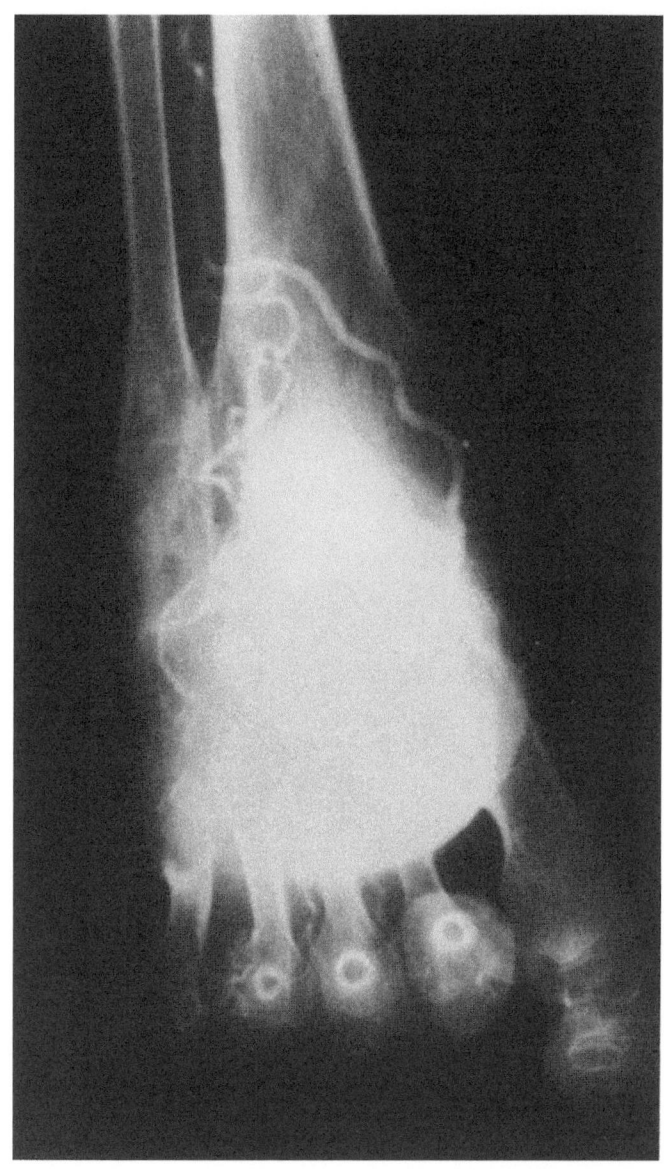

Abb. 79

3 Schlußwort

Die crurale Chirurgie ist bei uns eine Chirurgie am greisen Patienten. Aus diesem Grund wird der Eingriff so schnell wie möglich, mit so wenig Blutverlust wie möglich und unter der schonendsten Narkoseart durchgeführt. Gut 70% unserer Patienten sind 70 Jahre und älter.

Dies ist die Erklärung, warum in diesem Atlas fast ausschließlich alloplastisches Gefäßersatzmaterial dokumentiert wurde.

Die Bedenken gegen Gefäßersatzmaterialien für die kniegelenksüberschreitenden Operationen teilen wir nicht. Da wir nach Möglichkeit einen lateralen, extraanatomischen Bypass-Weg wählen, können wir viele Nachteile des alloplastischen Materials vermeiden. Die häufigste Rezidivursache bei alloplastischen Gefäßersatzmaterialien ist das Abknicken am Knie. Eine Prothese knickt am Innenkrümmer entlanggeführt wesentlich stärker ab, als wenn man sie extraanatomisch am Außenkrümmer des Knies entlangführt. Geringfügige Vermessungsfehler in der Länge der Prothese müssen sich am Innenkrümmer verheerend auswirken und erklären aus unserer Sicht so die große Verschlußrate alloplastischer Materialien.

Die extraanatomische Bypass-Führung hat noch einige Vorteile:

1. Die Wundheilung auf der Lateralseite des Unterschenkels ist wesentlich besser als auf der Medialseite.
2. Die Lymphkollektoren der Medialseite werden bei diesem Schnitt nicht tangiert.
3. Kostengünstigeres Material kann verwendet werden, da man auf die extern verstärkten Prothesen verzichten kann.
4. Der Patient kann bei der extraanatomischen Bypass-Führung selber die Funktion des Bypass gut kontrollieren.

Den wichtigsten Ausblick für die Zukunft sehen wir in der Verwendung der AV-Fistel, die nach ersten Frühergebnissen die Revisionsrate in der frühen postoperativen Phase der cruralen Bypass-Chirurgie senken hilft.

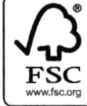

If you have any concerns about our products,
you can contact us on
ProductSafety@springernature.com

In case Publisher is established outside the EU,
the EU authorized representative is:
**Springer Nature Customer Service Center GmbH
Europaplatz 3, 69115 Heidelberg, Germany**

Printed by Libri Plureos GmbH
in Hamburg, Germany